U0093375

懶人健康術

每天1分鐘，健康So Easy！

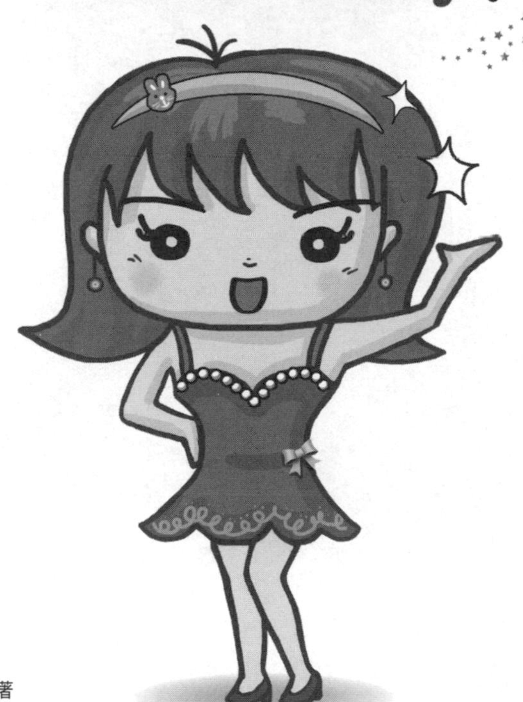

王新榮◎著

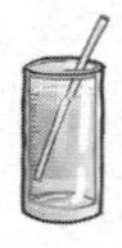

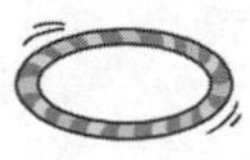

生命是一種博大而又壯闊的美，擁有這樣一種美是幸運的。健康是生命中最為重要的東西，擁有了健康才會擁有幸福，才能擁有生命中值得珍惜的一切。

每個人都渴望自己的人生過得有意義，並在這有限的人生旅途中讓生命充滿無限的幸福和歡樂。幸福有很多種，生活、事業、人生等，但是無論怎樣，這一切都依賴於一具健康的軀體。就像常年臥床的病人，他或許擁有心靈上的滿足和歡欣，然而對於他的家人來說，這是一種痛苦的體驗，或者說是一種不完滿的幸福。所以，能夠安然活著，不讓家人朋友擔心，這本來就是一種莫大的幸福。假如因為身體的不適而使這種幸福遭到剝奪，豈不是人生之大悲？

當然，存活在這個世界上，生老病死本就是一種人們無法抗拒的命運，但是，為什麼我們不在完全擁有條件的基礎上，讓自己的身體更健康，讓人生的旅途更長遠呢？

平日裏的我們總是花過多的時間忙於生活，忙於事業，忙於追求，常常會為了幸福去努力和奔波而忽略了最為重要的健康。上天給了我們最初的健康，就像是在銀行裏存了一筆錢，但這並不能完全保證我們未來的幸福生活，只有想辦法讓這筆存款保值、升值，未來的幸福也才會有所保障。在忙忙碌碌的生活中，你可能腰裏漸漸長出了贅肉，肚子也漸漸鼓起來了，心臟、血壓也時不時來個小風波；你也可能為了應酬已經煙不離手酒不離口，也可能由於時間太少，將運動健身高高掛起；你也許會為自己的怠於運動找來這樣那樣的藉口：工作忙，瑣事多，沒有合適的環境，壓力太大等等。但是，我們要明白一件事，在這個世界上，只有一個人能完全的幫助你保證身體健康，免遭疾病之苦，而這個人，就是你自己。

著名哲學家叔本華說：「我們的幸福十分之九是建立在健康基礎上的，健康就是一切。」

當然，健康不僅僅是指軀體上的，還包括心理上的。擁有健康的身體是一種值得驕傲的資本，只有保持一種健康平和的心態和擁有健康的體魄，人生才會變得更加的繽紛多姿。有句話是這樣說的：「聰明人投資健康，明白人愛護健康，普通人漠視健康，糊塗人透支健康。」

一個人的魅力通過他的知識、儀表、言談和外貌、身材、地位等體現，但只有擁有健康的體魄，這些東西才能一一得以實現。健康是支撐著我們幸福生活的堅實支柱，沒有了健康，那淵博的知識便會無釋放之地，高雅的儀表將會變得猥瑣不堪，那些所謂的榮譽、金錢、地位將會變得渺小無比，那些辛勤耕耘所得來的一切也都將付之流水。

健康，對於一個男人來說，是挑起家庭重責的脊樑；對於一個女人來說，是呵護家庭溫暖的臂膀；對於父母來說，是讓子女少一份牽掛，安心工作的美好願望；對於子女來說，則是讓父母頤養天年、安然生活的強大動力。

所以，為了擁有健康的身體，我們要從日常做起，從點滴做起。也許，忙碌緊張的工作已經讓我們疲於應付，但只要在生活中善於調節，注重養生，學會緩解自身的疲憊和壓力，一樣也可擁有健康的身體。

要知道，只有健康，才能擁有幸福，才能快樂的工作，才能帶給他人更多的快樂。請記住，有那麼一種幸福，就是擁有健康。

基於現在人們生活節奏加快，很多人的健康嚴重受損，卻苦於無法可解。我們經多方搜尋，將生活中各方面的知識綜合起來，分別從衣食住行、運動健身、心理調節等各方面出發，詳細介紹了如何在生活中用很少的時間預防疾病、擁有健康。本書內容簡潔明瞭，語言通俗順暢，資料來源真實可靠，是一本值得人們閱讀和收藏的好書。

第1章 健康的身體靠自己

第2章 健康的身體吃出來

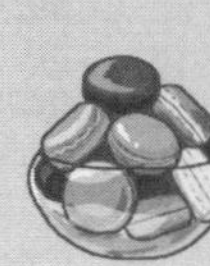

第3章 健康的身體喝出來

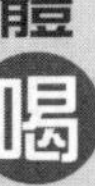

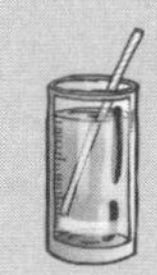

第4章

健康的身體穿出來

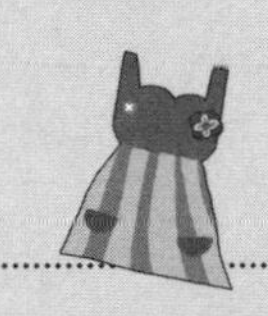

第5章

健康的身體睡出來

第6章 健康的身體笑出來

第7章 健康的身體動出來

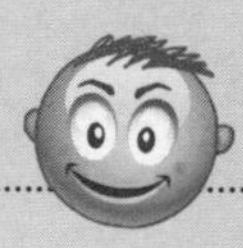

第8章 健康的身體玩出來

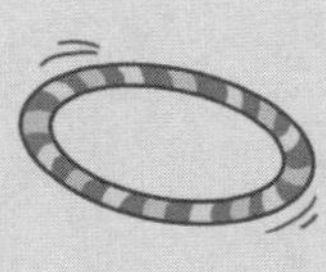

第9章 健康的身體養出來

第10章 健康的身體防出來

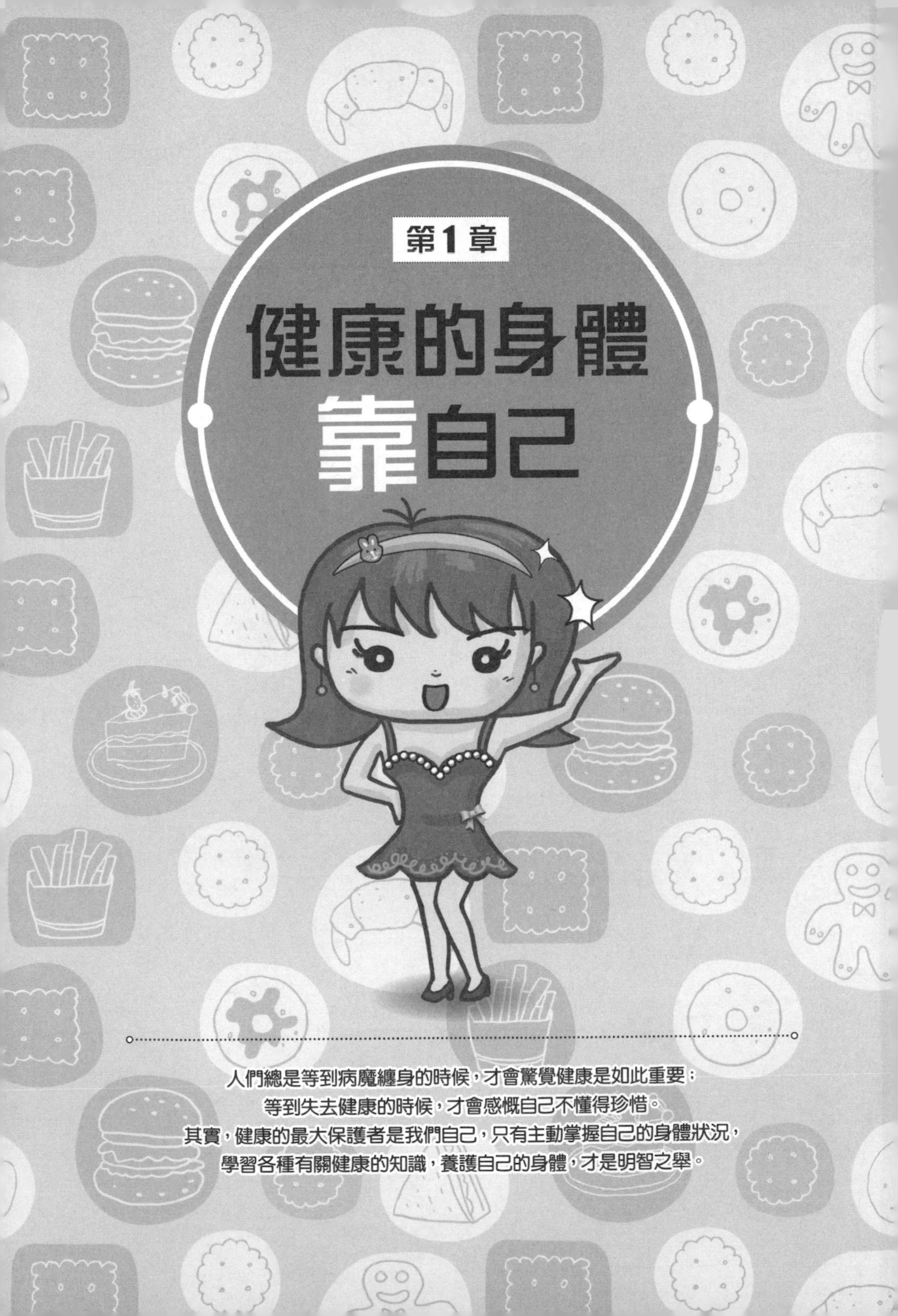

第1章

健康的身體靠自己

人們總是等到病魔纏身的時候，才會驚覺健康是如此重要；
等到失去健康的時候，才會感慨自己不懂得珍惜。
其實，健康的最大保護者是我們自己，只有主動掌握自己的身體狀況，
學習各種有關健康的知識，養護自己的身體，才是明智之舉。

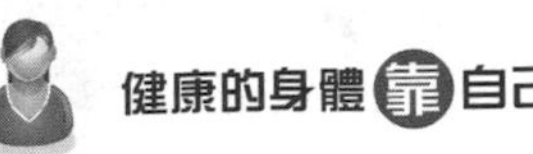

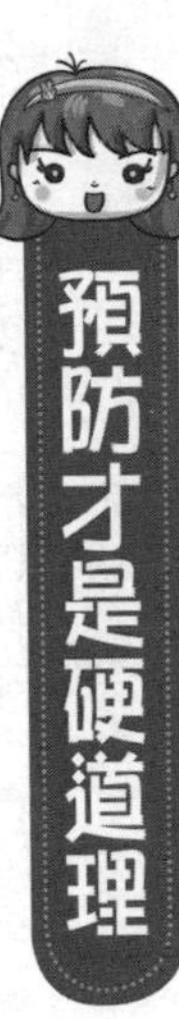

預防才是硬道理

我們說到健康，就必然會想到醫生，說到醫生，就不由會想到古代的名醫扁鵲。有個故事是這樣說的：

有一天，魏文王問扁鵲：「聽人說，你們家兄弟三人都精於醫術，那麼到底哪位最為出色呢？」

扁鵲答道：「長兄最好，中兄次之，我最差。」

文王又問：「那為什麼你卻最出名呢？」

扁鵲回答說：「長兄治病，是治病於病情發作之前。由於一般人不知道他事先能剷除病因，所以他的名氣無法傳出去；中兄治病，是治病於病情初起時。一般人以為他只能治輕微的小病，所以他的名氣只及本鄉里。而我是治病於病情嚴重之時，一般人都看到我在經脈上穿針放血、在皮膚上敷藥等大手術，所以還以為我的醫術高明，名氣因此響遍全國。」

這個故事除了體現出扁鵲的謙虛外，還告訴我們一個真理：治病只有在病情沒惡化前治療才好，而在尚未得病之時就提前預防為上上策。可惜生活中很多人都沒有體會到這一點，總是等到病入膏肓才幡然醒悟，結果悔之晚矣。

《黃帝內經·靈樞篇》說：「夫上工不治已病，治未病；不治已亂，治未亂，此之謂也。夫病已成而後藥之，亂已成而後治之，譬猶渴而穿井，鬥而鑄錐，不亦晚乎？」即是說，非常高明的醫生應該懂得在疾病來臨之前預防，而不是治療已成的頑疾。病患已經鑄成然後才用藥醫，禍亂已經鑄成然後才去治理，就好像是口渴了才想起要挖井，要打仗了才曉得要鑄造兵器，行動不夠及時，就釀成了大錯。從這裏我們可以看出，我國古代的人們就已經知道，對於疾病，防患於未然才是上上策。預防才是健康養生的重中之重。

任何疾病的發生都是從未病到已病，從未成型到已成型，都有一個過程。唐代大醫藥家孫思邈反覆告誡人們要「消未起之患，治病之疾，醫之於無事之前。」他主張治未病主要從養生防病和遇病早治著眼，所著《千金要方》中載有一整套養生延年的方法和措施，很有實用價值。從現代醫學角度來解釋，就是任何器質性的病變都是從非器質性的階段發展而來。因此，作為醫生不但要善於治病更要善於識病。

在生活中，我們自己更要在疾病尚未形成的階段，就將它消於無形，使自己再無後顧之憂；假若不以為然，放任其自由發展，就有可能發展成為大的惡疾。這時候再去治療，不但要承受生理和心理的雙重折磨，而且痊癒的機率也已經大打折扣了。

當齊侯的病尚在皮膚表裏之時，扁鵲就已經瞧出端倪來了。倘若齊侯聽扁鵲的勸告立即進行治療，遏制病魔的蔓延，將會很快的痊癒。但由於齊侯不信任扁鵲的論斷，結果釀成千古遺恨；名醫張仲景在為侍中大夫王仲宜看病的時候，提前二十年作出診斷，並提出了相應的治療措施，結果王仲宜沒有採納他的意見，結果二十年後不治身亡。由此可見，這見微知著、防微杜漸的功夫，著實重要。

一般來說，治未病思想的內涵包括未病先防和既病防變兩個「防」。清代名醫葉天士對於既病防變研究的很深入，他在《溫熱論》中指出：「務在先安未受邪之地。」就是說，在沒有受到疾病侵襲之前，做好預防工作才最為重要。吳鞠通在《溫病條辨》中提出保津液和防傷陰，其實與葉氏「務在先安未受邪之地」的意義相吻合，都體現了預防勝於治療的思想，兩者有異曲同工之妙。

預防疾病的水準，可以說算是衡量一個國家醫學水準的標準。比如說有些國家的有錢人注重飲食方面的調養，甚至花高出普通牛肉數倍的價錢買一小塊高級牛肉。只因為牛餵養的方式迥然不同，生長在草原上，不用激素，不用人工飼料，無任何添加劑的牛吃的食物是不用任何化學肥料，且沒有任何藥物觸染的。我們且不管這種做法背後的意義，最起碼看起來這也是一種預防，是一種養生的態度。其實，預防疾病，不僅是一項任務，更是一種責任。

目前，全世界大約有高達十億人口的體重超過正常值，高脂肪、高動物性蛋白質的飲食習慣，帶來罹患心臟病、糖尿病、癌症和骨質疏鬆症的危機。只有通過更健康的生活方式和飲食習慣，我們才能更好地預防疾病的發生和發展。

中國自古已有的傳統養生觀與中醫的「不治已病治未病」的治療主張以及「道法自然，天人合一」的養生方法相契合。「養生」一詞最早見於《莊子・養生主》，即保養生命的意思。漢代名醫華佗創編的「五禽戲」仿效鳥獸動作舒筋活血、健身治病；宋代更是推崇動以養生的養生觀，盛行以淡食和練氣功作為養生保健的手段。傳統養生觀最令人側目的特點，就是養生一定要樹立預防保健，防病於未然的思想。同時只有保持人與自然和諧相處，遵循天地規則，才能更好地獲得養生效果。

近年來日趨流行的食療養生法就是一種長遠的養生行為，食療是中國人的傳統習慣，即通過飲食調節，達到強健體魄、調理身體的目的。

健康是一種財富，是一種幸運，擁有健康就擁有未來，擁有希望，擁有一切；而失去健康，則必然會失去一切值得擁有的。人生旅途中的那些所謂的金錢、事業、地位等等都是「零」，只有身體健康才是「一」。一個人能力再強，本事再大，沒有了健康，面對生活還是會手足無措。那些金錢、地位、事業等等諸如此類的，並不一定完全會屬於你，只有身體，才是完完整整屬於自己的。而健康就是一把啟動自身潛能的鑰匙，只有把握好這把鑰匙，我們才能更好地發展未來，發展自己。

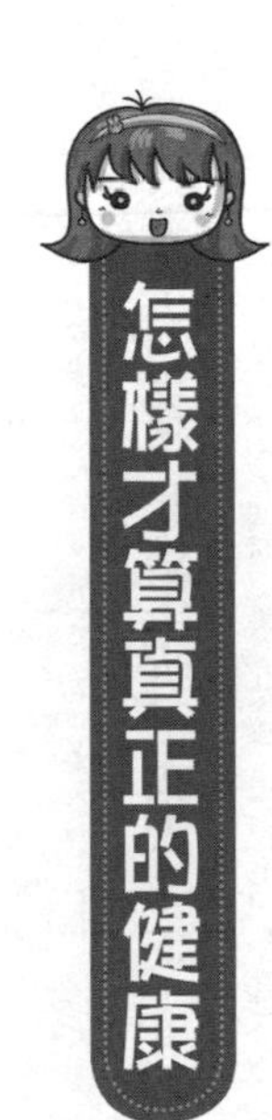

怎樣才算真正的健康

有這樣一個故事：

從前，有一個淳樸的婦女發現三位蓄著花白鬍子的老者坐在自己家的門口。她並不認識他們，就說：「我不知道你們是什麼人，但各位也許餓了，請進來吃些東西吧。」

三位老者問道：「男主人在家嗎？」

她回答：「不在，他出去了。」

老者們答：「那我們不能進去。」

傍晚時分，妻子在丈夫到家後向他講述了所發生的事。丈夫說：「快去告訴他們我在家，請他們進來。」

妻子出去請三位老者進屋。但他們說：「我們不能一起進屋。」

其中一位老者指著身旁的兩位解釋：「這位的名字是財富，那位叫成功，而我的名字是健康。」接著，他又說：「現在回去和你丈夫討論一下，願意讓我們當中的哪一個進去。」

妻子回去將此話告訴了丈夫。

丈夫說：「我們讓財富進來吧，這樣我們就可以黃金滿屋啦！」

妻子卻不同意：「親愛的，我們還是請成功進來更妙！」

他們的女兒在一旁傾聽，她建議：「請健康進來不好嗎？這樣一來，我們一家人身體健康，就可以幸福地享受生活，享受人生了！」

丈夫莞爾一笑，對妻子說：「聽我們女兒的吧。去請健康進屋做客。」

妻子出去問三位老者：「敢問哪位是健康？請進來做客。」健康起身向她家走去，另外兩人也站起身來，緊隨其後。

妻子吃驚地問財富和成功：「我只邀請了健康。為什麼兩位也隨同而來？」

兩位老者道：「健康走到什麼地方，我們就會陪伴他到什麼地方，因為我們根本離不開他，如果你沒請他進來，我們兩個不論是誰進來，很快就會失去活力和生命，所以，我們在哪裡都會和他在一起的！」

最後，妻子恍然大悟道：「原來擁有了健康的人生，才是擁有了幸福。」

上面的故事，告訴了我們健康是人難能可貴的財富。

那麼，我們如何判斷自己是不是一個健康的人呢？世界衛生組織從個體的生理、心理和社會三個角度提出了健康八大標準和個人健康的十大標誌。

一、健康的八大標準

1. 吃得快：進食時有很好的胃口，能快速吃完一餐飯而不挑剔食物，這證明內臟功能正常。

2. 便得快：一旦有便意時，能很快排泄大小便，且感覺輕鬆自如，在精神上有一種良好的感覺，說明胃腸功能良好。

3.睡得快：上床能很快熟睡，且睡得深，醒後精神飽滿，頭腦清醒。

4.說得快：語言表達正確，說話流利。表示頭腦清楚，思維敏捷，中氣充足，心、肺功能正常。

5.走得快：行動自如、轉變敏捷，證明精力充沛旺盛。

6.良好的個性：性格溫和，意志堅強，感情豐富，具有坦蕩胸懷與達觀心境。

7.良好的處世能力：看問題客觀現實，具有自我控制能力，適應複雜的社會環境，對事物的變遷能始終保持良好的情緒，能保持對社會外環境與肌體內環境的平衡。

8.良好的人際關係：待人接物能大度和善，不過分計較，能助人為樂，與人為善。

二、個人健康的十大標誌

1.有充沛的精力，能從容不迫地對付日常生活和工作的壓力而不感到過分緊張。

2.處事樂觀，態度積極，樂於承擔責任。

3.睡眠良好，善於休息。

4.適應能力強，能適應環境的各種變化。

5. 能抵抗一般性感冒和傳染病。
6. 體重正常，身材勻稱而挺拔，走路時，身體感覺輕鬆。
7. 眼睛明亮，眼神反應敏銳，眼瞼不發炎。
8. 牙齒清潔無齲齒，顏色正常，牙齦無出血現象。
9. 頭髮有光澤，無頭屑。
10. 肌肉皮膚富有彈性。

在現實生活中，人們往往重視營養，而忽視飲食時的心理因素作用。人們注意身體的鍛煉，而不重視心理的鍛煉。其實，我們從世界衛生組織提出的健康標準就可以看出來，身體健康與心理健康是同等重要的。在某種程度上，心理健康影響著身體健康，而身體健康也制約著心理健康。

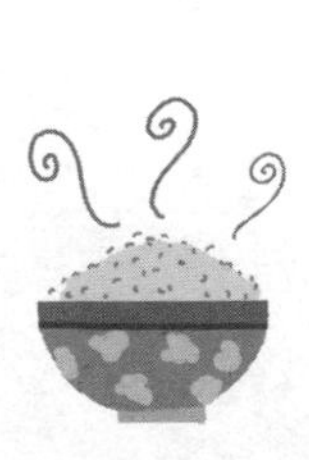

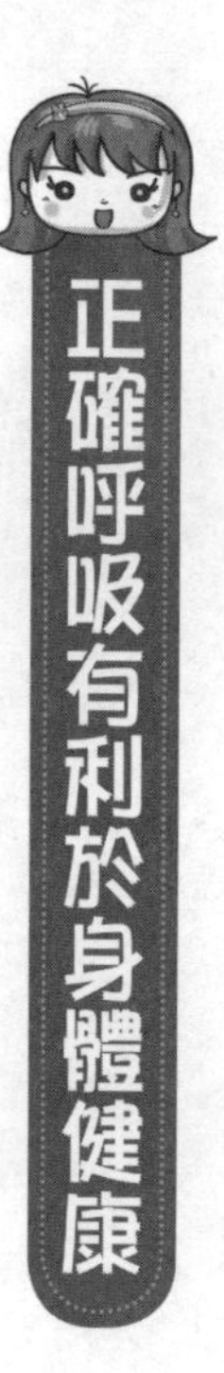

正確呼吸有利於身體健康

現在大多數人由於工作繁忙，常年坐在辦公室，缺乏運動，很多人呼吸淺而短促，並且採胸式呼吸。有醫學專家指出，胸式呼吸方式每次換氣量非常小。人體假若在正常呼吸頻率下通氣不足，就會使體內二氧化碳累積，導致腦部缺氧，繼而出現頭暈、乏力的症狀。

在生活中，許多常見疾病，如高血壓、心臟病、頭痛病、哮喘、支氣管炎、憂鬱症等，都與人體的呼吸方式密切相關。如果一個人能夠改變自己的呼吸方式，這些常見的疾病就可以得到很好的預防。另外，一些難以治癒的疾病，如月經紊亂、慢性疲勞等各種慢性病症，也能通過調整呼吸方式減輕症狀甚至痊癒。

為了使呼吸器官能夠更好的發揮自身的作用，人們應該有意識的學會深呼吸，避免快而淺的呼吸。一般來講，腹式呼吸是最適合人們的深呼吸方式。腹式呼吸的方法古已有之，東方傳統養生法的太極和氣功早就強調一定程度的腹式呼吸，又稱「氣沉丹田」。用腹式呼吸法吸氣時，腹腔會脹到吐氣後的一點八倍，這也可以視為一種體內運動，就如同我們使用肌肉跑跳運動一般。上班族們因為坐姿的局促和固定，只採用通過肋間肌和肋骨運動的胸式呼吸，加上長時間用腦工作，機體的耗氧量很大，更容易導致腦部缺氧，出現頭暈、乏力、嗜睡等辦公室綜合症。對於這部分人來說，應抽空練練腹式呼吸。

事實上，人們在嬰兒時期或睡眠時期都是腹式呼吸，我們要做的就是在白天的活動時期還原嬰兒式的呼吸法，有意識地進行腹式呼吸。在開始吸氣時，全身用力來持續吸氣，不管有沒有吸進空氣，只管吸氣再吸氣，直至吸到不能再吸時，然後屏住氣息四秒，此時身體會感到緊張，接著利用八秒的時間緩緩地將氣吐出。往外呼氣時，要儘量放緩延長而且不要中斷，呼到不能再呼為止。處於坐姿時，呼氣的時間應是吸氣時間的兩倍。我們可以注意自己身體的變化，在吸氣時肚皮脹起，呼氣時，肚皮縮緊，無論是吸還是呼都儘量達到「極限」量，腹部也要相應收縮與脹大到極點。

練習腹式呼吸時，要掌握住關鍵的兩點：一是要緩和吸，也就是吸氣的時候，要均勻緩慢，儘量深吸；二是要用力吐，吐得乾乾淨淨，這樣才能將廢棄氣體全部排出體外，保障交換的氣體多一些。

身體自由的調整呼吸，是人們生存的基本條件，也是人體健康的必要基礎。人體通過肺吸入充足的氧氣，能夠促進心臟的血液循環，並且通過血管將身體所需能量送達身體各處。所以，要想長壽，首要的秘訣就是要學會正確呼吸，使呼吸與自然相生相合。

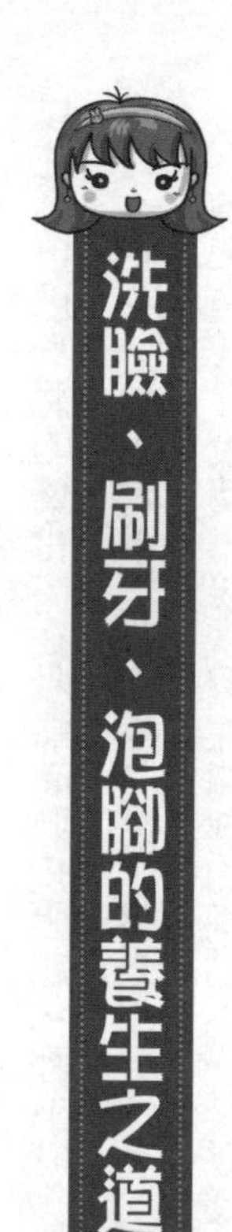

洗臉、刷牙、泡腳的養生之道

每天洗臉、刷牙、洗腳這些看似是生活小事，但是卻包含著很大的學問，如果做得好，對身體健康很有益處，否則，就會成為威脅人的身體健康的隱患。

一、冷水臉

一般情況下，從水龍頭流出來的自來水，基本上就是二十度左右的冷水，可以直接用來洗臉。每天用冷水來洗臉，不僅有益於身體健康，而且還可以使臉部皮膚長久保持光滑濕潤。用冷水來洗臉，水溫二十度左右即可，用冷水洗臉，會使皮膚的毛細血管收縮，經過一分鐘以後，即出現反射性充血，加速血液循環，因而可以防止臉部長期暴露所造成的麻木和神經過敏。特別是在冬季，臉部汗腺孔收縮，如果用熱手摩擦，就會使它猛然擴張，壓迫皮膚下層的肌肉細胞，使其萎縮，從而引起表皮層的乾涸、開裂，並易產生皺紋。同時，冷水洗臉還能增強皮膚的營養，促進皮脂分泌，皮膚顯得白皙、光潔、富有彈性，不易感染皮膚病。

二、溫水牙

牙齒的壽命要比人體的壽命短，其根源出在「涼水刷牙」這一習慣上。用溫水刷牙對牙齒健康有利，這是有一定科學道理的。如果刷牙或漱口時不注意水溫，長期用涼水刷牙，就會出現牙齦萎縮、牙齒鬆動脫落等現象。經常給牙齒和牙齦以驟冷驟熱的刺激，可能導致牙齒和牙齦出現各種疾病，使牙齒壽命縮短。牙齒可以在三十五度至三十六點五度進行新陳代謝，所以用這樣的水溫刷牙，能夠有效保健。

溫水刷牙是一種良性保護劑，不論口腔、牙齒、咽喉有病無病都很適用。且用溫水含漱，會感到清爽、舒服，口腔內的細菌、食物殘渣更易清除。

使用溫水刷牙，牙刷毛軟硬適中，有利於清潔牙齒又不會刺傷牙齦，同時對牙齦還可以起到按摩作用，有利於牙齦組織的健康。而且牙膏在溫水中會比在冷水中泡沫更豐富，有利於口腔清潔。

三、熱水腳

民間素來有「養樹需護根，養人需護腳」的諺語。我國傳統中醫學認為，足部是足三陰經、足三陽經的起止點，與全身所有臟腑經絡密切相關，用熱水泡腳，能夠起到調整臟腑功能、增強體質的作用。

用熱水泡腳，並不是說水溫越高效果越好。事實上，泡腳水不能太熱，以四十度左右為宜。假如水溫過高，腳部血管容易過度擴張，人體血液會更多的流向下肢，容易引起大腦、心臟、腎臟等重要器官供血不足，這對於患有心腦血管疾病的人來說，無異於雪上加霜；另外，水溫太高還容易破壞足部皮膚表面的皮脂膜，使角質層乾燥甚至皸裂。

每天臨睡前用四十五度至五十度的溫水泡腳，對身體健康非常有好處。從現代醫學角度講，腳部為肢體的末端，又離心臟最遠，是人體血液循環較差的部位。經常用熱水泡腳，不但可以促進腳部血液循環，降低局部肌張力，對消除疲勞、改善睡眠也是大有裨益，促進人體的氣血運行，並有舒筋活絡、頤養五臟六腑的作用。

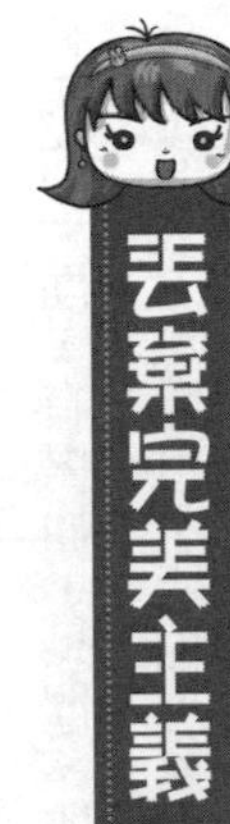

丟棄完美主義，給健康加分

雖然男人看上去在社會上擁有著較高的地位，但是，出於社會的要求以及男人本身的心理特徵，男人活得很累，他們為這所謂的男人特權地位付出的心理和生理代價極高。美國心理學家高德柏格教授把男人的問題統稱為「超人綜合症」。高德柏格教授甚至認為，男人之所以比女人平均少活數年，主要原因就是「超人綜合症」。

男人負擔最重，壓力最大。上下左右、交際應酬、職位職稱、事業榮譽、官場仕途、妻子兒女，一樣都不能少。這個時候，對男人來講，最煩心的是名利，最費心的就是工作，最省心的就是健康。因此，他們忽視健康，等到功成名就，卻發現健康沒有了。他們忘記了，健康是件藝術品，損壞容易修復難，生命是條單行線，一江春水向東流。這時候為時已晚，世上的藥有千萬種，唯獨沒有後悔藥。

隨著社會文明的發展和男女平等觀念的加強，我們在更多看到和意識到男女平等的迫切性的同時，忽略了做男人之難。

什麼是「超人綜合症」呢？社會對男人的要求太多了。男人出於社會的要求和自己自尊心的需要，對自己的要求也太苛刻。而且，絕大多數要求不僅不合乎情理，而且往往是自相矛盾的，是互相衝突的。比如，我們不允許男人表現出軟弱的一面。男人不僅不可以哭、不可以怕、不可以喊痛，還不可以隨便表達自己的情感和情緒。而事實上，男人有他軟弱的一面，有傷痛、恐懼、擔心、不知所措的時候。但他要強迫自己，不去表露。傷心也不能哭，恐懼也不能怕，擔心也要裝得若無其事，不知所措也裝得胸有成竹，病了也不去醫院，有問題也要說「沒事」。

他不僅要堅強，而且要顯得什麼都懂，什麼都能。有問題也不問，不懂也得裝懂，打腫臉也得充胖子，沒能耐也得逞能，因為面子、自尊心是男人最脆弱的地方。這一切帶來的代價是很大的、往往超出自己負荷能力的壓力。男人總是在壓制自己，不允許自己出現某些情緒，就是出現了也不允許自己表達，或者拒絕承認自己有過這些情緒。結果是，很多男人對自己的瞭解非常膚淺。

男人的宣洩管道也比較少，而且，由於在問題早期是以視而不見和壓制為主，所以，一旦壓制不住時，問題已經遠遠超過了自己的承受能力。隨著社會文明的提高和法律的健全，類似打老婆、打孩子之類的暴力發洩已經不再是社會所接受的了，而酗酒等發洩方式更是一種自我傷害，給男人剩下的「傳統」發洩方式的確不多了。很多男人，缺乏正當發洩與宣洩的管道和能力。

男人不是不能哭，也不是不能承認自己的軟弱面，男人只是需要找到一個「安全」的環境，才能允許自己不永遠扮演強者。在這個安全的環境裏，他可以多愁善感、可以猶豫、可以茫然、可以軟弱，甚至可以哭，而不用擔心遭到非議、遭到嘲笑，不用擔心形象。提供這個環境的可能是配偶、可能是知心朋友、可能是家庭，也可能是一個其他的小團體。擁有這樣一個環境可以幫助男人緩解壓力，對男人的心理健康和身體健康非常重要。男人要想長壽，要想心理健康，就必須擁有這樣一個安全環境。

事實上，每一個已婚的男人都有這樣一個環境，那就是自己的家。但因為種種原因，很多人沒有把家建設成一個自己安全的避風港。與妻子平等溝通，與孩子成為朋友，不僅僅能夠使家庭更加和諧，更能夠使男人心理健康、壓力減輕、延年益壽。也許在外面還有帶著超人面具的必要，但是，在家裏，還是把面具摘掉吧！

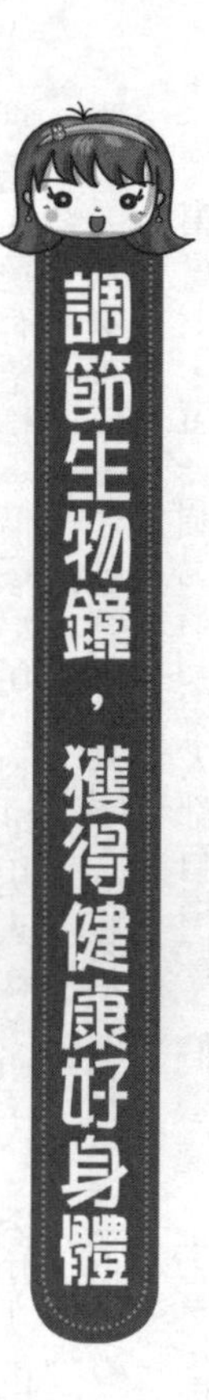

生物鐘是生物體內的一種無形的「時鐘」，實際上是生物體生命活動的內在節律性，由生物體內的時間結構序所決定。

萬物之靈的人類，同樣受著生命節律的支配。什麼是人體生物鐘？有人把人體內的生物節律形象地比喻為「隱性時鐘」。科學家研究證實，每個人從他誕生之日直至生命終結，體內都存在著多種自然節律，如體力、智力、情緒、血壓、經期等，人們將這些自然節律稱作生物節律或生命節奏等。人體記憶體在一種決定人們睡眠和覺醒的生物鐘，生物鐘根據大腦的指令，調節全身各種器官以廿四小時為週期發揮作用。按大自然的進化，人的生命之樹是一百二十歲之後就自然凋亡的。也就是生物時鐘按正常節律運行。但有的人生物鐘運轉的飛快，四十歲就走完了九十歲的人生路了，美好的人生兩個春天只剩下辛勤

勞苦的前半個殘春了，可憐又可歎。為什麼他們的生物鐘走得這麼快呢？一些年輕人有自己的時髦觀念：四十歲以前用命換錢，四十歲以後用錢買命。他們忘記了一條樸素的真理：生命是一條單行線，沒有回頭路。

健康、事業、金錢三者之間是有矛盾的，但並非對抗矛盾而是協同運作。健康是最重要的，是重中之重，應當備加珍惜，失去了這個「一」，其餘都是「零」。事業很重要，應當盡力而為，但只是拼腦拼勁不能拼命。金錢亦重要，應當努力爭取，但也只應出力出汗不能出血。國外許多白領是透支金錢，儲蓄健康，因為「天生我才必有用，千金散盡還復來」，相反，國內許多年輕人求富心切，透支健康，濃縮生命，儲蓄金錢，留作後事，這種做法不論表面多麼時尚風光，其實是等而下之的下策。

他們還犯有一個錯誤，就是跟著感覺走，漠視健康，失去後才萬般悔恨。高血壓不痛不癢，不難受，成了「悄悄的兇手」；糖尿病症狀不多，不重視，成了「甜蜜的兇手」；高血脂毫無症狀，成了「無聲的兇手」；吸煙使人欣快，成了「微笑的兇手」，每個兇手都能加快生物鐘運轉，都能使冠狀動脈粥樣硬化發病率增高一倍，四個兇手一協同，其合力是以幾何級數倍增，即一個兇手使發病率變為兩倍，兩個兇手為四倍，三個兇手為八倍，四個兇手為十六倍。人的生命很脆弱，誰也經不起群兇的合力摧殘。

對健康，有的人一葉知秋，未雨綢繆，關愛自己；有的人麻木不仁，任生命自生自滅；有的人煙酒無度，飲鴆止渴，殘害自己。生命自有生命的規律，健康面前人人平等。種瓜得瓜，種豆得豆。對透支健康、濃縮生命、作踐自己的人，到時候，只能是「無可奈何花落去」，「一縷青煙飛天外」。你不愛生命，生命不愛你，再簡單不過了。

要讓生物鐘慢慢走，關鍵是什麼呢？當然是維多利亞四大基石：合理膳食，適量運動，戒煙限酒，心理平衡，也就是「四君子」。因此，要把握好自己的生物鐘就要多近「四君子」，遠離「四兇手」，多交健康朋友，遠離健康兇手。另外，每個人都有自己特定的生活節律，不要隨意變動。研究證明：擾亂生物鐘規律可使壽命縮短百分之十以上。

調整生理時鐘，也必須分季節。在冬季，人們的食欲多有增加，但這並不意味著在冬季，人體需要更多的熱量，這是由於人體的「激素鐘」在寒冷的氣候下，運轉有所改變造成的。冬天營養應以增加熱能為主，可適當多攝入富含碳水化合物和脂肪的食物。而對於體質偏弱而無嚴重疾病的人來說，可以根據自己身體的實際情況，適當選用一些藥食兩用的食品，如紅棗、芡實、薏苡仁、花生仁、核桃仁、黑芝麻、蓮子、山藥、扁豆、桂圓、山楂、飴糖等，再配合營養豐富的食品，就可達到禦寒進補的目的。

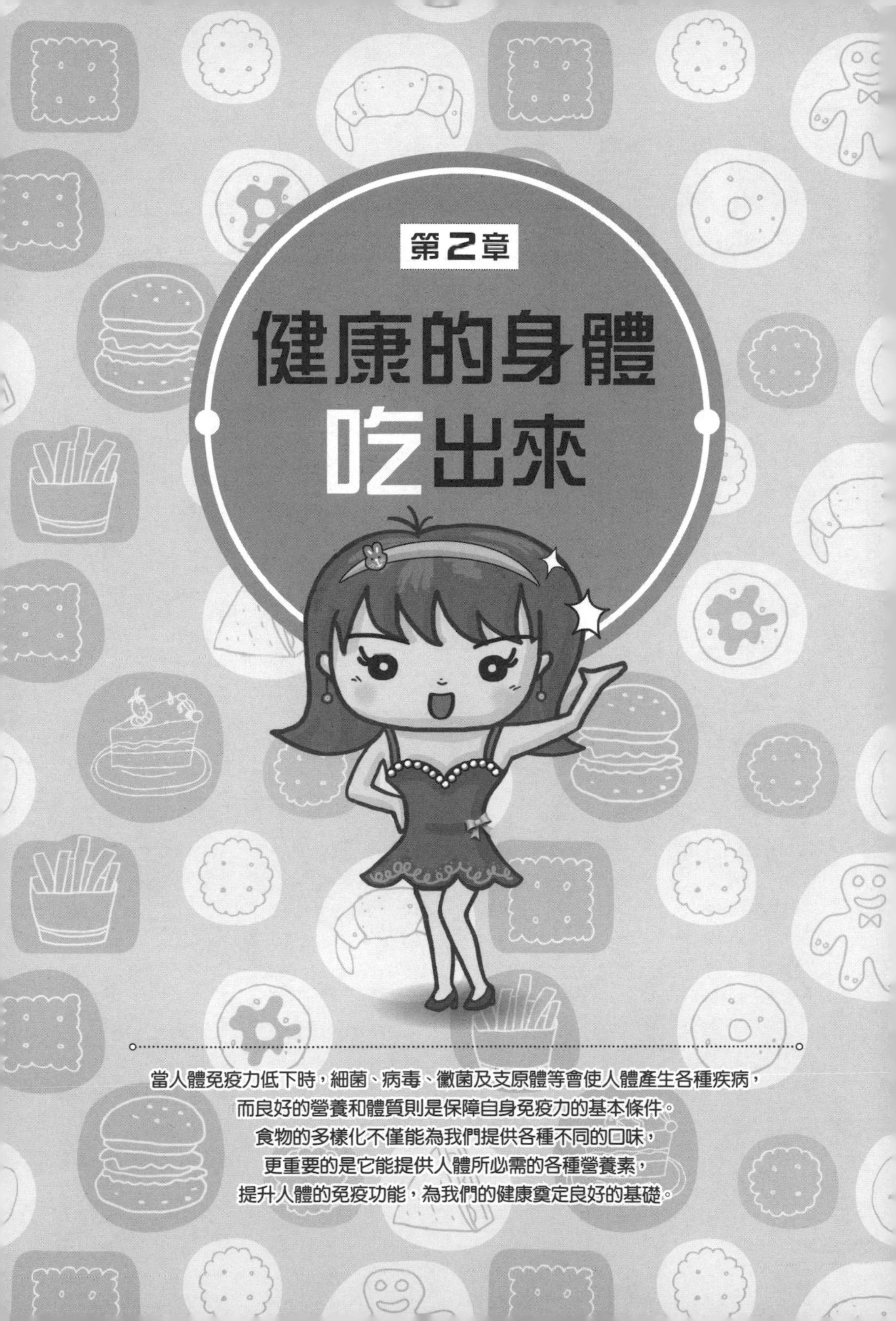

第2章

健康的身體吃出來

當人體免疫力低下時，細菌、病毒、黴菌及支原體等會使人體產生各種疾病，
而良好的營養和體質則是保障自身免疫力的基本條件。
食物的多樣化不僅能為我們提供各種不同的口味，
更重要的是它能提供人體所必需的各種營養素，
提升人體的免疫功能，為我們的健康奠定良好的基礎。

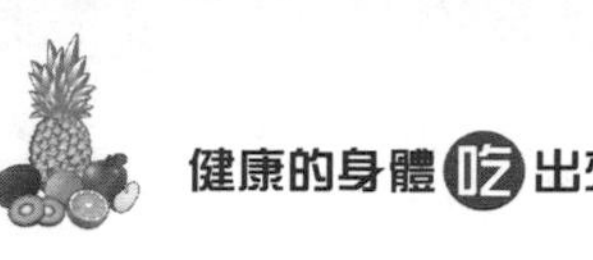

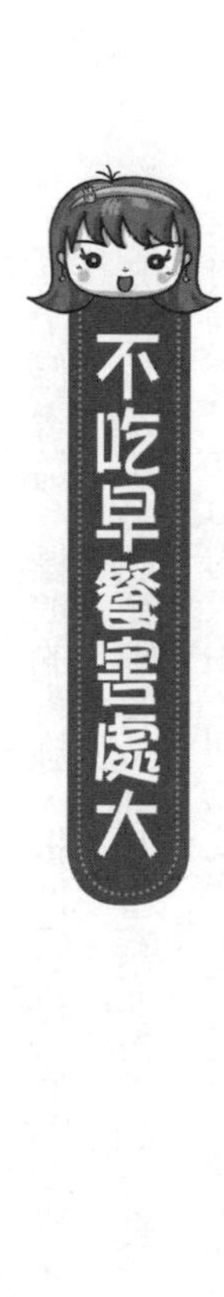

不吃早餐害處大

現代人，尤其是許多白領階層，因為各種原因的關係，往往忽視早餐。他們或是買一個三明治，在上班的路上匆匆咽下；或是每天都到便利商店隨便買點東西果腹；更有甚者，因為頭天晚上睡得晚而起床也晚，沒有吃早點的工夫，空著肚子到辦公室上班。據統計，不吃早餐的上班族約占該人群的百分之四十。專家指出，長期不吃早餐會給人體帶來很大的危害。

1.長期不吃早餐會造成營養缺乏。早餐是提供身體能量的主要來源，如果不吃早餐，身體無法供應足夠的血糖，便會啟動原本儲存於體內的戰備能源。長期這樣，身體「存糧」愈來愈少，造成營養不良，就會出現倦怠、疲勞、腦力無法集中、精神不振、反應遲鈍等症狀。

2.不吃早餐容易加重胃病。人經過一夜睡眠，前一天晚上攝入的食物已消化殆盡，早晨時急需補充。如果不吃早餐，胃內空空，正常人尚無大礙，對於患有慢性胃炎、胃潰瘍等胃病的人來說，胃腸蠕動「乾摩擦」會損傷胃黏膜，並觸及到病灶部位，產生疼痛，加重胃病。

3.不吃早餐容易發胖。有的人為了減肥而不吃早餐，須知，這樣做的效果往往不理想。不吃早餐的人，當時體內的熱量倒是少了，但饑餓感讓人在午餐和晚餐會吃下過多的食物，一天總賬算下來，可能攝取了更多的熱能。長此以往，使得熱能過剩，極易造成脂肪堆積，使人發胖。

4.不吃早餐易患膽結石。膽囊排出膽汁是有規律的，都在一日三餐後排出。如果經常不吃早餐，一上午膽囊中的膽汁沒有機會排出，降低了膽汁溶解膽固醇的能力，使膽汁中的膽固醇形成晶體而析出，並逐漸層疊為膽結石。國外有研究證實：在二十至三十五歲女性膽結石症患者中，百分之八十的人都有不吃早餐的習慣。

根據營養專家的要求，早餐所提供的熱量應該占一天總能量的百分之三十左右，蛋白質、維生素及礦物質等應該達到每日膳食營養素供給量的百分之二十五。

為了保證這一標準的實施，根據營養均衡的要求，早餐中，穀類、肉（蛋）類、奶（豆）類以及蔬菜水果類四類都有，則為營養充足；如果食用了其中的三類，則早餐品質較好；如果只選擇了其中的兩類，則為及格；若只有一種，則早餐品質就較差了。

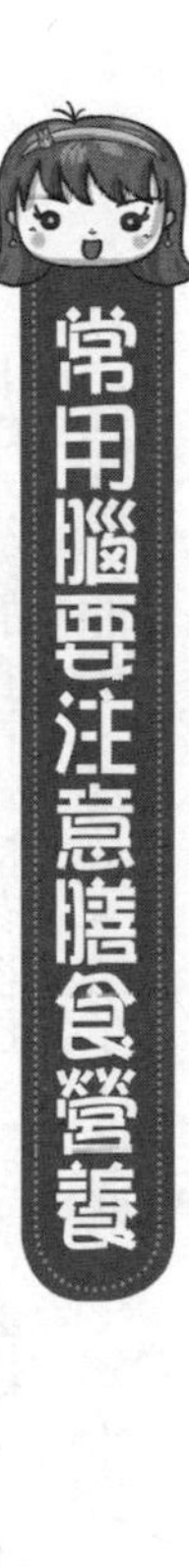

對於一些腦力勞動者來說，由於大腦長期處於緊張狀態，又經常晝夜伏案，高強度的工作壓力使許多人深感精力不足，記憶力減退，工作效率下降，甚至會因腦血管緊張度增加、腦供血不足而產生頭暈頭痛的症狀。腦力勞動者除了要調整自己的工作狀態、適當地鍛煉放鬆之外，還要從飲食上多加注意，注意膳食營養的平衡。

腦力勞動者經常進行長時間閱讀或整日面對電腦螢幕，眼睛乾澀，視覺疲勞，可以多吃胡蘿蔔、黃綠蔬菜、蛋類、黃色水果、菠菜、豌豆苗、紅心甜薯、青椒、魚肝油、動物肝臟、牛奶、乳製品、奶油等食物，因為這些食物富含維生素Ａ。維生素可以提升視力，維護視覺功能，所以腦力勞動者應該攝入充足的維生素Ａ。

除維生素Ａ之外，腦力勞動者還要注意補充維生素Ｂ。國內外的研究指出，維生素Ｂ群與健腦益智有關。比如葡萄糖為腦提供能量的過程有賴維生素B_1的參與，老年癡呆患者血漿內維生素B_1低於常人；膽鹼和卵磷脂能提供神經傳導介質乙醯膽鹼的前體，膽鹼缺乏可造成神經傳導障礙，從而影響智力；維生素B_{12}和葉酸缺乏時，血漿中濃度降低，使血中同型半胱氨酸含量升高，後者對神經系統有毒性作用，這會導致學習能力和記憶力減退，所以腦力勞動者要補充一些維生素B。

在食物之中，含維生素B_1的有小麥胚芽、豬腿肉、大豆、花生、里脊肉、火腿、黑米、雞肝、胚芽米等，維生素B_1在人體內無法貯存，所以應每天補充；含有豐富維生素B_2的食物有牛肝、雞肝、香菇、小麥胚芽、雞蛋、乳酪等；含有維生素B_6、維生素B_{12}、煙酸、泛酸和葉酸的食品有肝、肉類、牛奶、酵母、魚、豆類、蛋黃、堅果類、菠菜、乳酪等。

微量元素鐵、碘、鋅等與腦發育密切相關，缺鐵會使兒童注意力分散，智商低，成人缺鐵也影響腦的功能，但鐵過多也會對大腦造成損害。鋅對細胞膜的氧化損傷有保護作用，並能防止鋁在腦中沉積，有利於預防老年癡呆。

對於長期腦力勞動者來說，可以適當地補充這兩種元素，經常吃一些富含這兩種元素的食物。其中含鐵的食物包括有杏仁、菠菜、櫻桃、大棗、魚類、海帶、牛奶、蛋類、紫菜、黃豆、芹菜、油菜、番茄、橘子、芝麻醬、黑木耳、豆製品、動物肝臟、動物全血、畜禽肉類等；鋅元素主要存在於海產品、動物內臟中，比如瘦肉、豬肝、魚類、蛋黃等，其中以牡蠣含鋅最高，各種植物性食物中含鋅量比較高的有豆類、花生、小米、蘿蔔、大白菜等。

對於腦力勞動者來說，需要有充足的營養素供應，平時應注意食物多樣化及合理搭配，這對保持清晰的思維和良好的記憶非常重要。

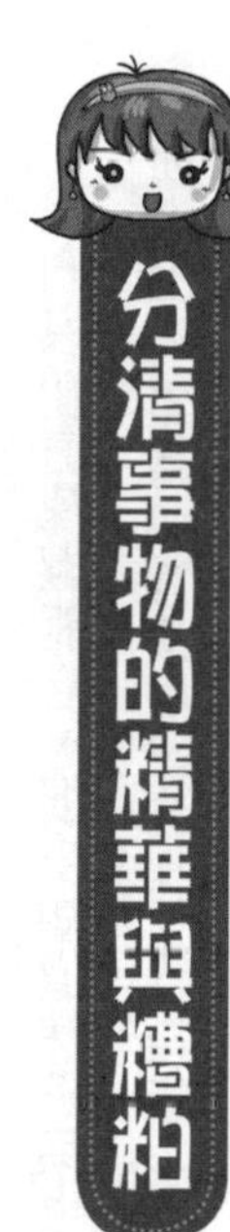

分清事物的精華與糟粕

有些人在做飯時，習慣於「精工細作」，把蔬菜去根、去皮，只留下「精華」，其實，這些習慣是在無意間丟掉了食物的「精華」。

有些人在吃番茄時，還會將皮去掉，要知道，番茄的皮比肉含的營養和膳食纖維要多，另外，去掉番茄皮會使番茄中很重要的抗氧化物質——茄紅素以及維生素P隨汁液流失，不利於維護健康。在做茄子和蘿蔔時，去皮的人更多，其實，茄子和蘿蔔的皮中不但含有豐富的膳食纖維，還含有大量多酚，多酚是一種強的抗氧化劑，具有增強機體抵抗力和免疫力的作用。藍莓和葡萄等水果的皮中也含有多酚，所以我們應該「吃葡萄不吐葡萄皮」。

黃瓜皮也是黃瓜中的精華，比果肉含的營養和纖維素多，還含有三倍於果肉的維生素A。在做馬鈴薯時，削皮已經成了習慣，但是，馬鈴薯皮富含大量的膳食纖維和鉀元素。有些人在做菜時，會把菜葉子丟掉，只吃菜心，其實，蔬菜外層葉子裏面的鈣和維生素C的含量遠遠高於菜心，對於保護視力、防止便秘、預防心腦血管疾病、降低高血壓都很有效。

我們只知道辣椒能吃，很少知道辣椒葉也能吃。辣椒葉含有豐富的鈣質、胡蘿蔔素、多種維生素和其他營養物質，其味甘甜鮮嫩，口感很好。既可單獨食用，也可與肉類同炒，還可煮湯。常食辣椒葉能起到驅寒暖胃、補肝明目、減肥的作用。另外，適量吃辣椒葉還能促進胃液分泌、增進食欲，適用於胃弱、消化不良、腸氣、胃寒痛等患者食用。

很多人在吃橘子時，都有這樣的習慣：先剝去橘皮，然後將橘瓣外表的白色經絡扯得一乾二淨。其實橘絡中含有一種名為「路丁」的維生素，能使人的血管保持正常的彈性和密度，減少血管壁的脆性和滲透性，防止毛細血管滲血以及高血壓病人發生腦溢血。對於平時有出血傾向的人，特別是有血管硬化傾向的老人，食橘絡更有裨益。所以，在吃橘子

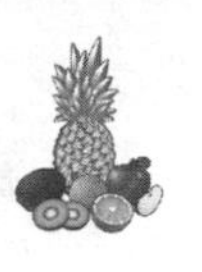

時，最好不要把這些「精華」丟掉。

很多時候，家裏在做包子、餃子以及餛飩時，都會加點蔬菜做餡，大白菜、小白菜、芥菜、韭菜等都要先切成碎末，在此過程中，蔬菜中含有的大量菜汁也溢了出來。很多人就會將菜汁擠掉，並且認為擠得越乾越好，因為菜餡中水分太多，在做餃子、包子或餛飩時，就包不上了。

可是，如果把餡中流出的汁全部擠出去，就會使蔬菜中豐富的維生素流失。為了留住這些「精華」，又能把餃子、包子或餛飩包好，可以將蔬菜與豆腐乾、蘑菇及肉放在一起剁，此時蔬菜中的汁液可以滲透到餡中；若不適合用這些東西時，也不要把菜擠得太乾，可適當加少許澱粉收菜汁，即使不得不擠出來的菜汁，也可以用來做湯喝，如煮餃子可以加進菜汁，做餛飩可作為湯汁；還可以用擠出的菜汁代替水來和麵，雖然和出來的麵，顏色有菜的綠色，但不影響口感，營養不致流失。

將擠出來的菜汁用開水沖泡當「茶」喝，這也不失為一種辦法。

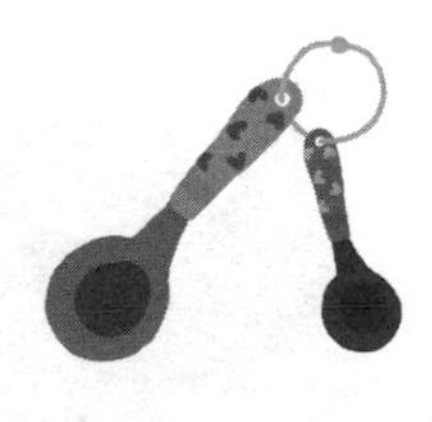

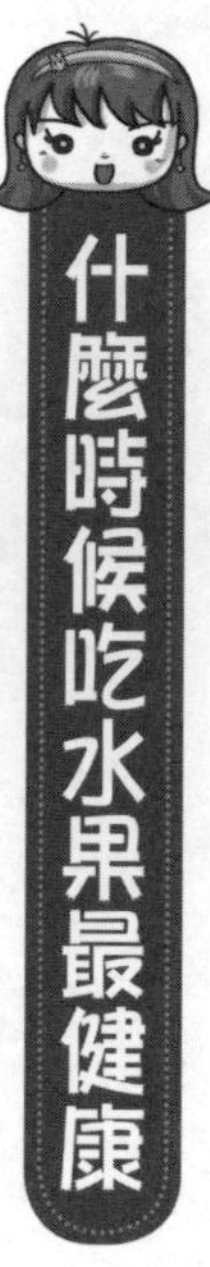

什麼時候吃水果最健康

我們在吃水果時，都存在一個誤解：把水果當成飯後甜品。有的飯店，常常在吃完飯之後會贈送一個水果盤。其實，水果不宜在飯後吃。如果在飯後立即吃水果，水果中的有機酸會與其他食物中的礦物質結合，影響身體消化吸收；水果中的果膠有吸收水分、增加胃腸內食物濕潤程度的作用，因此飯後吃水果還會加重胃的負擔。

專家指出，吃水果的正確時間是飯前一小時和飯後兩小時左右（柿子除外）。這是因為，首先，水果中許多成分均是水溶性的，飯前吃有利於身體必需營養素的吸收。其理由是：水果屬生食，吃生食後再進熟食，體內就不會產生白細胞增高等反應，有利於保護人體免疫系統，從而增強防病抗癌能力。其次，水果是低熱量食物，其平均熱量僅為同等重量麵食的四分之一，同等豬肉等肉食的十分之一。先吃低熱量食物，比較容易把握一頓飯總的熱量攝入。另外，許多水果本身容易被氧化、腐敗，先吃水果可縮短它在胃中的停留時間，降低其氧化、腐敗程度，減少可能對身體造成的不利影響。

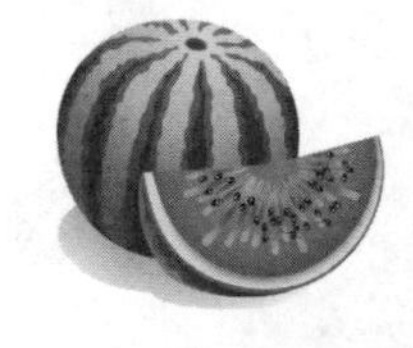

除了飯後不能立即吃水果之外，最好不要在晚上睡覺前吃水果，否則的話，會因為胃腸裏充盈著水果，而影響人的睡眠。

當然，這只是吃水果的一個大原則，不同的水果有不同的特性，有些水果適合餐前食用，可以刺激食欲；有些水果最好在餐後食用，可以幫助食物的消化和吸收；有些早上吃提神醒腦；有些晚上吃安神助眠。比如，山楂無論是鮮果還是其製品，均有散淤消積、化痰解毒、防暑降溫、增進食欲等功效，但是空腹食用或者是脾胃虛弱者，不可以在清早就吃山楂。尤其是胃炎和胃酸過多者一定要少吃山楂。與此相同的還有鳳梨，新鮮鳳梨含蛋白酶，如果空腹吃，鳳梨的蛋白酶分解會傷害胃壁，有少數人還會引起過敏反應。因此最好在餐後食用，這樣能幫助消化。

夏季時，大家常吃西瓜來解暑，其實西瓜也不能空腹吃。西瓜性寒，水分比較多，空腹吃了以後，會使人的胃液稀釋，胃液稀釋以後胃酸就少了，這樣容易引起消化不良、食欲減退，容易影響胃腸的蠕動。

空腹時不宜吃的水果還有香蕉、柿子、橘子、荔枝、甘蔗。香蕉是一種常見的水果，它含有很高的鉀，對心臟和肌肉的功能有益，同時，香蕉可以輔助治療便秘、小兒腹瀉等，適合餐前食用。

柿子中含有大量的柿膠和鞣質，早上空腹食用，胃酸會與之作用，形成凝塊，即「胃柿石」，嚴重影響消化功能，所以柿子宜飯後或晚上食用。

葡萄柚是一種營養豐富的水果，含有天然葉酸，對於孕婦很有好處。而且葡萄柚含有豐富的果膠成分，可降低低密度脂蛋白膽固醇的含量，減輕動脈血管壁的損傷，維護血管功能，預防心臟病。但由於其酸類物質含量較多，因此最好在飯後食用，尤其是早飯後，可以迅速使大腦清醒。

紅棗含有大量維生素C，故有「天然維生素C」之美稱，餐前食用為好。但是胃痛腹脹、消化不良的人要忌食。

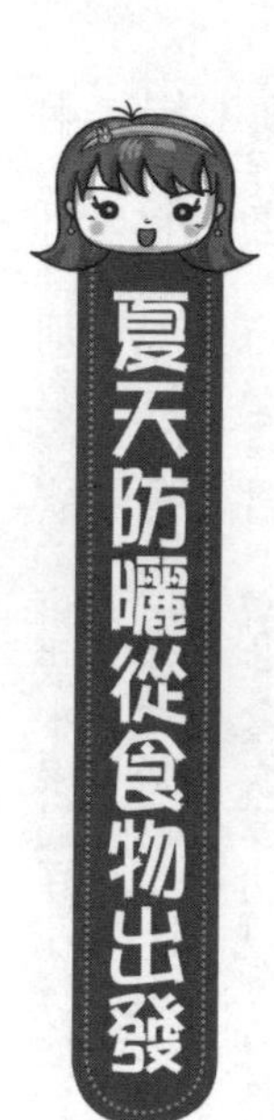

夏天防曬從食物出發

有研究發現，陽光中的紫外線會刺激皮膚產生大量氧化自由基，而自由基會破壞皮膚細胞組織，加速黑色素生成，讓皮膚變得暗沉、粗糙及失去彈性，也使皮膚的抵抗力降低。為了防曬，人們想盡了各種辦法，遮陽傘、遮陽帽、防曬霜等紛紛派上用場，其實，還有一個辦法可以防曬，那就是從飲食上入手。

夏天的時候，應少吃感光蔬菜，這些蔬菜會讓皮膚更容易長出色斑。因為感光蔬菜通常都富含銅、鐵、鋅等金屬元素，這些金屬元素可直接或間接地增加與黑色素生成有關的酪氨、酪氨酸酶以及多巴胺醌等物質的數量與活性，是生成黑色素的「幫兇」。感光的食物主要有動物肝腎、牡蠣、蝦、蟹、核桃、黑芝麻、葡萄乾、馬鈴薯、紅薯、芹菜、韭菜、芫荽、紅豆、胡蘿蔔、木瓜、芒果等，這些食物吃多了，經紫外線照射易產生斑點。當然，這些食物都具有一定的營養成分，並不需要完全放棄食用它們，只要不過度食用或是出門前不要吃就行。

除了感光食物之外，還有能幫助人們防曬的食物，包括下面幾類：

富含維生素C的水果：芭樂、奇異果、草莓等都富含維生素C，維生素C可以說是永遠的美膚聖品，多吃對皮膚相當有益。

豆類製品：大豆中的異黃酮素是一種植物性雌激素，可以代替一部分女性荷爾蒙的作用，幫助對抗老化，而它也具有抗氧化能力，是女性維持光澤細嫩皮膚不可缺少的一類食物。

堅果類：堅果中含有不飽和脂肪酸和維生素E，幫助抗氧化和消除傷害皮膚細胞的自由基，還能減少黑色素生成。植物油多半富含維生素E，高維生素E的食物還包括小麥胚芽。經常食用含維生素E的食物能保持肌膚潤澤白皙。

穀類：俗話說「吃得愈粗、皮膚愈細」，全穀類含有大量維生素B群及E，都是幫皮膚增強抵抗力及復原能力的重要營養素。

茶類：茶類裏含有茶多酚，是一種強力抗氧化劑。有研究指出，它比傳統維生素A、維生素C、維生素E的抗氧化能力還高。

抑制色素、讓皮膚變白皙的還包括奇異果、草莓、番茄、橘子、捲心菜等。番茄含有豐富的天然抗氧化劑，除了維生素C，還含有茄紅素，這些天然抗氧化劑是體內多餘的超氧自由基的「天敵」，而清除體內多餘的超氧自由基就能減少黑色素生成。

白蘿蔔也是防曬美白的「寶貝」，中醫認為白蘿蔔可「利五臟，令人白淨」。現代醫學研究表明白蘿蔔含有豐富的維生素C，不僅能促進膠原蛋白合成，改善血液循環，保證對皮膚的血液供給，還能清除體內毒素，降低黑色素的形成，使皮膚白皙細嫩。

大棗中所含的蛋白質、胡蘿蔔素、維生素C、維生素E、有機酸及磷、鈣、鐵等物質能促進皮膚細胞代謝，防止色素沈澱。

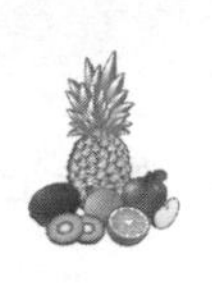

在水果中，奇異果可以說是「水果之王」，因為奇異果中所含的營養成分在常見的水果中是最豐富、最全面的。尤其對女性來說，奇異果更是一種「美容聖果」，它具有祛除黑斑、排毒、美容、抗衰老等作用，同時還是女性減肥的好幫手。

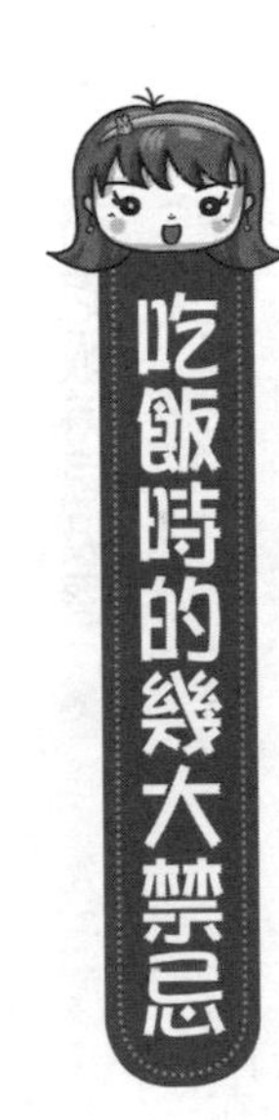

吃飯時的幾大禁忌

為了你的健康，應注意以下吃飯時的禁忌：

☹吃飯忌不講姿勢

吃飯時如果姿勢不當，會使腹部受壓，胃部也受擠，這樣胃裏就沒有足夠的空間容納食物，人很快就感到腹脹，也影響消化液的分泌及胃腸蠕動，造成食管黏膜損傷，不利消化吸收。腹部受壓時，還會影響心肺的活動。

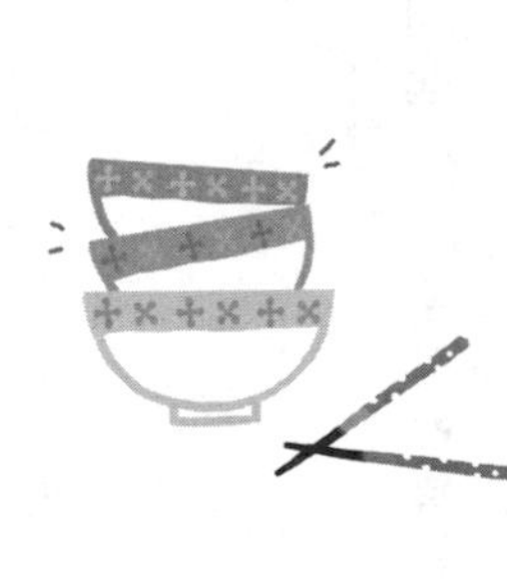

☹忌邊吃飯邊飲汽水

胃的消化必須通過胃酸、胃蛋白酶來完成，若邊吃飯邊飲用汽水或吃飯前飲汽水，就會將胃酸沖淡，減弱胃液的殺菌力。汽水中的二氧化碳還可刺激胃黏膜，減少胃酸分泌，影響胃蛋白酶的產生和形成，從而影響消化，引起食欲下降。

☹吃飯時不宜多喝水

倘若邊吃飯邊飲水過多，會導致胃酸濃度下降，唾液、胃液分泌也會減少，不能完成對澱粉和蛋白質的消化，對身體吸收營養成分不利。

☹吃飯時忌吸煙

煙裏的尼古丁等有毒物質，會黏附在口腔和咽喉部，隨食物一同進入胃腸內，直接危害人體。此外，吸煙還能引起味覺失常，抑制消化腺分泌和降低消化道黏膜的抵抗力，時間久了，勢必影響人的消化吸收功能，甚至引起胃腸疾病。

☹吃飯時不宜讀書、看報、看電視

在進餐時讀書、看報、看電視或想著其他事情，會造成消化系統的血液供應減少，各

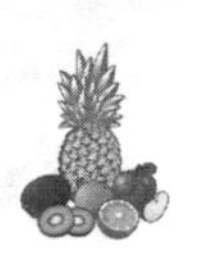

種消化液的正常分泌受到影響，胃腸道的蠕動也會減慢，造成對進食、消化的影響。久而久之，還會導致食欲下降、營養不良和其他胃腸疾病。

☹吃飯時切忌爭吵動怒

在爭吵動怒時就餐，中樞神經會受到不同程度的抑制，交感神經過度興奮，會使各種消化腺分泌減少，胃腸蠕動失調，食道、賁門、幽門等消化道關卡的括約肌強烈收縮，使食欲大減，甚至出現噁心、嘔吐和其他消化功能紊亂等症狀。

☹吃飯忌狼吞虎嚥

飯吃得太快，致使食物在口腔中得不到充分咀嚼，而唾液分泌不夠，不能與食物充分混合，食物進胃以後會加重胃的負擔，容易得胃病。據統計，狼吞虎嚥吃飯的人患各種胃病的比率比一般人高三至四倍，細嚼慢嚥的吃飯方式對人的健康更有利。

☹忌吃得過飽

吃得過分飽，對健康有害，尤其是富含脂肪的食物，多食後膽汁分泌增多，膽管內壓力升高超過胰管內的壓力，這樣膽汁在流過壺膠狀小管時反流到胰腺內，使各種酶原啟動，導致胰腺的自身消化，從而誘發急性出血性壞死性胰腺炎而死亡。

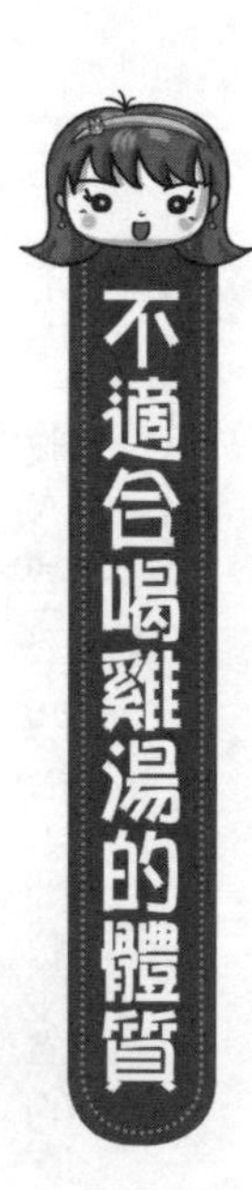

雞湯作為「天下第一湯」，是補虛益氣的佳品，歷來為人們所鍾愛。但是，在現實生活中，卻有不少人不適宜喝雞湯。

☺高膽固醇患者

血液中膽固醇升高的病人，多喝雞湯，會促使血膽固醇的進一步升高。血膽固醇過高，會在血管內膜沉積，引起動脈硬化、冠狀動脈粥樣硬化等疾病。

☺高血壓患者

經常喝雞湯，除引起動脈硬化外，還會使血壓持續升高，難以下降。而長期高血壓，

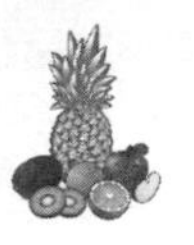

又可引起心臟的繼發性病變，如心肌肥厚、心臟增大等高血壓性心臟病。

☺腎臟功能較差者

雞湯內含有一些小分子蛋白質，患有急性腎炎、急慢性腎功能不全或尿毒症的患者，由於腎臟功能較差，腎臟對蛋白質分解產物不能及時處理，如多喝雞湯就會引起高氮質血症，從而進一步加重病情。

☺胃酸過多者

雞湯有較明顯的刺激胃酸分泌的作用，患有胃潰瘍、胃酸過多或近階段有胃出血病史的人，一般也不宜多喝雞湯。

☺膽道疾病患者

膽囊炎或膽石症經常發作者不宜多喝。因為雞湯內脂肪的消化需要膽汁參與，會刺激膽囊收縮，從而加重病情。

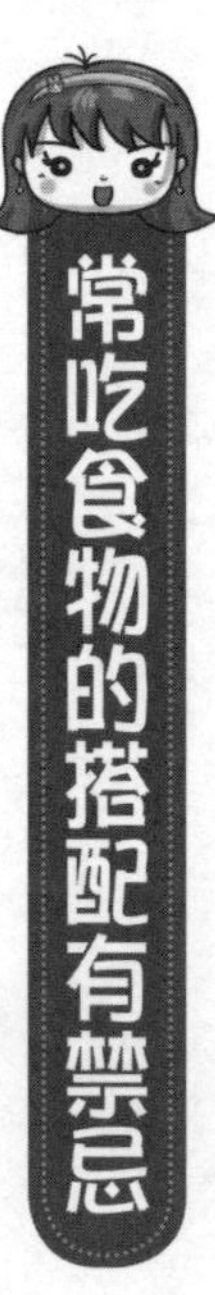

常吃食物的搭配有禁忌

隨著生活水準的提高，人們日常吃飯總是用各種各樣的肉、蛋、蔬菜來豐富我們的餐桌。但是當我們吃下看似營養豐富的食物時，由於某些食物的搭配不當，反而會引起身體的不適，嚴重的還會導致中毒，危及健康。下面的食物在搭配時要注意：

1.牛奶與橘子同食會出現腹脹。牛奶與含果酸較高的橘子等水果同食，奶中蛋白質與果酸及維生素C發生複雜的生化反應而凝固成塊，這樣不但會影響奶中蛋白質和橘子中維生素C等的消化吸收，還會出現腹脹、腹痛及腹瀉等不良反應。

2.海鮮與啤酒同食易誘發痛風。海鮮是一種含有嘌呤和苷酸兩種成分的食物，而啤酒中則富含分解這兩種成分的重要催化劑——維生素B_1。如果吃海鮮時飲啤酒，會增加人體血液中的尿酸含量，從而誘發痛風。

3.菠菜與豆腐同食易患結石症。豆腐裏含有氯化鎂、硫酸鈣這兩種物質，而菠菜中則含有草酸，兩種食物遇到一起可生成草酸鎂和草酸鈣，這兩種物質不能被人體吸收。二者同

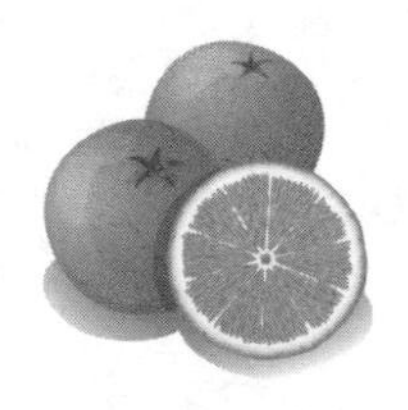

吃，不僅影響人體吸收鈣質，而且還容易患結石症。兩者分開吃，營養吸收會比較好。

4.蘿蔔與橘子同食易誘發甲狀腺腫大。蘿蔔會產生一種抗甲狀腺的物質硫氰酸，如果同時食用大量的橘子、蘋果、葡萄等水果，水果中的類黃酮物質在腸道經細菌分解後，就會轉化為抑制甲狀腺作用的硫氰酸，進而誘發甲狀腺腫大。

5.雞蛋與豆漿同食降低蛋白質吸收。豆漿中含有胰蛋白酶抑制物，它能抑制人體蛋白酶的活性，影響蛋白質在人體內的消化和吸收；雞蛋的蛋清裏含有黏性蛋白，可以同豆漿中的胰蛋白酶結合，使蛋白質的分解受到阻礙，從而降低人體對蛋白質的吸收率。

6.含有鞣酸的水果與海鮮同食不容易消化。吃海鮮的同時，若再吃葡萄、山楂、石榴、柿子等水果，就容易出現嘔吐、腹脹、腹痛、腹瀉等。因為這些水果中含有鞣酸，遇到海鮮中的蛋白質，會沉澱凝固，形成不容易消化的物質。

7.火腿類與乳酸飲料同食容易致癌。乳酸飲料富含有機酸，有助於食物消化；硝酸鹽是為了防止火腿、香腸、臘肉等加工肉製品食物腐敗及肉毒桿菌生長的物質。然而，當硝酸鹽碰上有機酸（乳酸、檸檬酸、酒石酸、蘋果酸等）時，會轉變為一種致癌物質——亞硝胺。所以，火腿類加工肉製品不宜同乳酸飲料一起吃。

生活中常常有食物搭配不當的情況出現，比如參加某些宴會，桌上一下子擺了十幾道菜，還有各種飲料，五顏六色，色香味俱全，再加之主人的殷勤好客，人們很容易忘乎所以，遍嘗每一道菜，痛飲每一杯酒，這就難免會出現因食物搭配不當而產生的「心腹之患」。在這種情況下其實更要冷靜，舉箸之前先看一看有沒有「犯沖」，如有，應予以回避或只吃其中的一部分，這樣就可以最大限度地避免給自己的健康帶來麻煩。

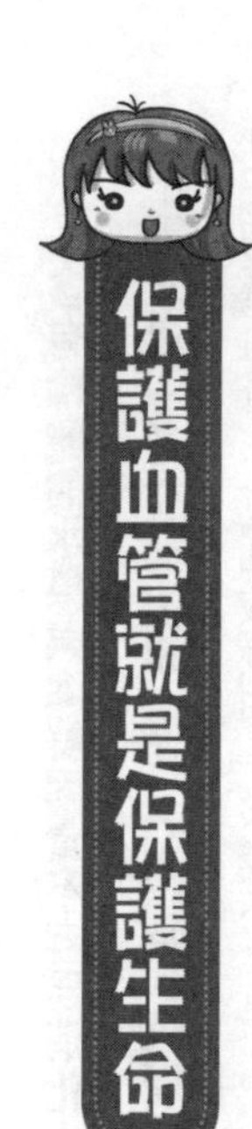

保護血管就是保護生命

「人與動脈同壽」，這是十九世紀法國名醫卡薩尼斯的一句名言。意思是說，人的動脈在不斷硬化阻塞，當重要器官（心、腦）梗塞壞死之日，人也就到了壽終正寢之時。可見血管與人的壽命關係之密切，所以保護好我們的血管，也就是在保衛著我們的生命。

保護血管就是努力使血管保持柔韌軟化的狀態。臨床實驗證明，血管健康與否和飲食結構關係極大，其中能軟化血管的常見食物有以下幾種，經常吃能保護血管：

1. 大蒜。大蒜中蘊含一種天然抗生素，有助降低膽固醇和血脂、抗氧化及抗菌活動，可消除積存在血管中的脂肪，是主治高脂血症和動脈硬化的良藥。

2.洋蔥。含有一種較強血管擴張作用的前列腺素A，能舒張血管，具有降血脂、抗動脈硬化的功能。

3.番茄。番茄富含各種維生素、茄紅素及微量元素，可提高肌體抗氧化能力，消除自由基等體內垃圾，有預防血栓形成的作用。

4.蘋果。蘋果富含多糖果酸及類黃酮、鉀及維生素E、C等營養成分，對推遲和預防動脈粥樣硬化有明顯作用。

5.茶葉。茶中的兒茶素能降低血漿中總膽固醇、低密度脂蛋白膽固醇以及甘油三酯，常飲茶尤其是綠茶，可以軟化動脈血管。

6.海帶。海帶是一種含碘量很高的海藻。碘是人體必需的元素之一，能預防動脈硬化，降低膽固醇與脂質的積聚。

7.玉米。富含維生素、葉酸、谷胱甘肽、β胡蘿蔔素、硒、維生素E等多種抗氧化劑，有助於人體脂肪及膽固醇的正常代謝，可以減少膽固醇在血管中的沉積，從而軟化動脈血管。

8.茄子。茄子含有蛋白質、脂肪、碳水化合物、維生素P以及鈣、磷、鐵等多種營養成分。能使血管壁保持彈性和生理功能，防止硬化和破裂，可增強血管的彈性。

9.醋。醋含有醋酸、氨基酸、煙酸等多種有機酸，鈣、磷、鐵等多種礦物質和維生素，有軟化血管的作用，可以適量吃些。

10.紅酒。紅酒中含有軟化血管的白藜蘆醇，常喝有益。

而過量食用以下食物會損害血管的健康：

11.高膽固醇食物。血中膽固醇過高，會造成血管阻塞，引發心肌梗死或腦栓塞。這類食物有蛋黃、豬牛羊腦、動物內臟、炸薯條、魚卵、蟹黃、墨魚等。

12.高脂肪食物。血管中脂肪含量過高，會造成動脈粥樣硬化。這類食物有油炸食品、肥肉、霜淇淋、奶油製品等。

13.酒精。酒精對血管的損害表現為使血壓升高、動脈硬化和心肌損傷。

14.鹹食。用鹽醃製的食物、過鹹的食物都會使血壓升高，從而損害血管。

15.甜食。經常吃甜食，會導致熱量過剩，在體內轉化為脂肪儲存，容易造成血管狹窄、堵塞。

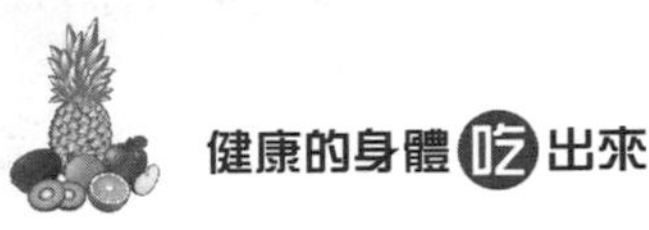

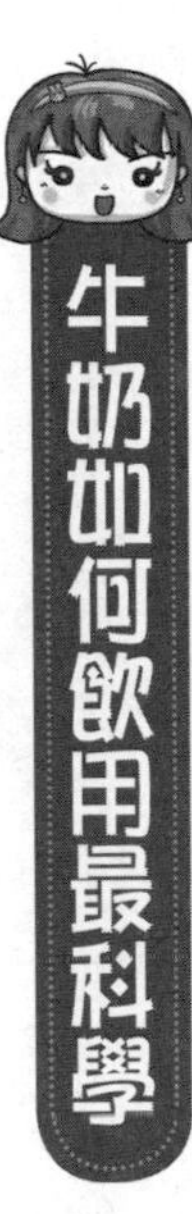

牛奶營養豐富，越來越受到人們的喜愛，很多人都把它當做早餐來飲用，但牛奶的引用也要注意科學：

☹牛奶不宜高溫久煮

牛奶久煮會使其營養價值降低。當加溫至一百度左右時，牛奶的色、香、味就會發生變化，還易造成賴氨酸和維生素等營養物質的流失。因此，加熱牛奶以剛沸為度，新鮮牛奶只需加熱至七十度至九十度即可。如果是嬰兒食用，可用文火再煮兩分鐘左右。

☹牛奶不宜冰凍保存後食用

經冷凍的牛奶解凍後，會出現凝固狀沉澱物，上浮的脂肪團味道明顯淡薄，並出現異常氣味，液汁呈水樣，營養價值降低。如存放過久，還會出現衛生方面的問題。儲存溫度應控制在四度至十度之間。

☹牛奶中不宜加鈣粉

牛奶中的蛋白質主要是酪蛋白，牛奶中加入鈣粉後，酪蛋白就會與鈣離子結合，使牛奶出現凝固現象，在加熱時，牛奶中的其他蛋白也會和鈣發生沉澱，從而影響營養物質的吸收。此外，牛奶中本已含有豐富的鈣，且與牛奶中的其他成分保持著合理的平衡狀態，而加鈣粉後反而會產生沉澱。

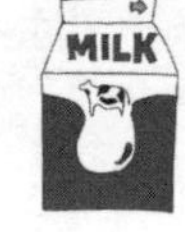

☹牛奶不宜與酸性水果、含酸飲料同時飲用

酸性水果及一些飲料中含有較多的果酸及維生素C，當牛奶與其同時食用時，牛奶中的蛋白質會與果酸及維生素C凝成塊，不但會影響消化吸收，還會引起腹脹、腹痛、腹瀉等症狀，飲用一小時後再吃這些食物為宜。

☹牛奶不宜與糖共煮

牛奶在與糖共煮時，牛奶蛋白質中所含的賴氨酸與糖中的果糖在高溫下會生成一種有毒物質——果糖基賴氨酸，這種物質不但不能被人體消化吸收，而且還有害健康。如果要

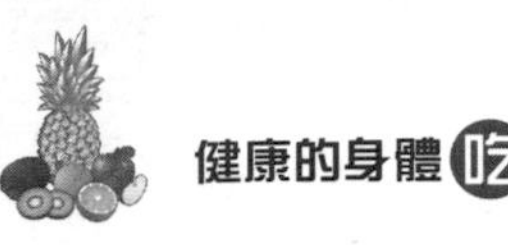

喝甜牛奶，最好等牛奶煮開離火後再加糖，而且糖不宜加得過多。

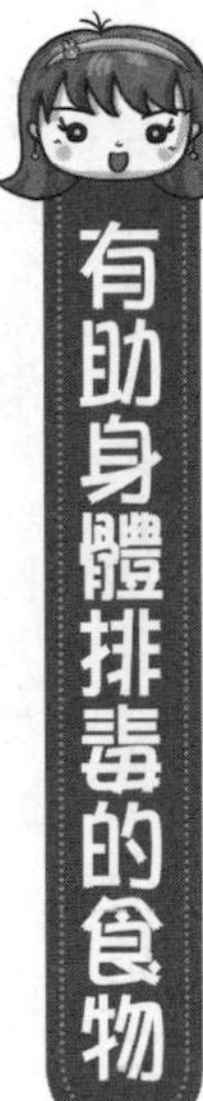

有助身體排毒的食物

大自然賦予人類多種多樣的食物，其中有些食物具有排毒的作用：

1. 木耳。木耳所含的一種植物膠質，有較強的吸附力，可將殘留在人體消化系統內的灰塵雜質集中吸附，再排出體外，從而起到排毒清胃的作用。

2. 海帶。海帶的碘化物被人體吸收後，能加速病變和炎症滲出物的排出。同時，海帶中還含有一種叫硫酸多糖的物質，能夠吸收血管中的膽固醇，並把它們排出體外，使血液中的膽固醇保持正常含量。

3. 蜂蜜。蜂蜜自古就是滋補強身、排毒養顏的佳品。蜂蜜富含多種營養元素，對潤肺止咳、潤腸通便、排毒養顏有顯著功效，常吃蜂蜜能達到排出毒素、美容養顏的效果。

4. 苦瓜。中醫認為苦瓜有解毒排毒、養顏美容的功效。苦瓜中存有一種具有明顯抗癌的活性蛋白質，能夠激發體內免疫系統防禦功能，增加免疫細胞的活性，清除體內的有害物質。

5. 黃瓜。黃瓜具有明顯的清熱解毒、生津止渴功效，是難得的排毒食品。黃瓜所含的黃瓜酸，能促進人體新陳代謝，排出毒素，美白肌膚，使其保持彈性。

6. 豬血。豬血有解毒清腸、補血美容的功效。豬血中的血漿蛋白被人體內的胃酸分解後，產生一種解毒、清腸分解物，能夠與侵入人體內的粉塵、有害金屬微粒發生化合反應，易於將毒素排出體外。

7. 綠豆。綠豆有清熱、解毒、祛火之功效，是中醫常用來解多種食物中毒、藥物中毒的一味中藥。常食能幫助排泄體內毒素，促進肌體的正常代謝。

8. 荔枝。荔枝有補腎益精、改善肝功能、加速毒素排除、使皮膚細嫩等功效，是排毒養顏的理想水果。

9. 茶葉。茶葉有清熱除煩、消食化積、清利減肥、通利小便的作用。茶葉富含一種生物活性物質——茶多酚，具有解毒作用。茶多酚作為一種天然抗氧化劑，可清除活性氧自由基，用於保健強身和延緩衰老。另外，茶有明顯的防癌抗癌作用，堅持飲茶有防止腫瘤產生的積極功效。

10.冬菇。冬菇含有多糖類物質，可以提高人體的免疫力和排毒能力，抑制癌細胞生長，增強肌體的抗癌能力，促進新陳代謝及加強體內廢物排泄等。

除了上述食物以外，還有許多食物也具有排毒養顏的作用，如胡蘿蔔、白蘿蔔、豆腐、蘋果、山芋、小米等。另外，一些藥食兼用的食物也具有排毒養顏的作用，例如蘆薈、牛蒡、山藥、薏苡仁等。平時常吃有好處。

在現代生活中，我們隨時隨地都在接觸潛在的毒素。不健康的飲食種類、不合理的生活習慣、消極惡劣的情緒以及外界的污染，都會在我們身體內產生許多毒素，成為我們的健康殺手。將這些毒素及時排出體外，讓身體保持輕鬆潔淨，就是健康的一種基本需求。

根據科學研究，人體排毒最好的方法是排出大小便和出汗。這是因為每個人的糞便中含有多種有毒物質，如果不能及時排出，讓糞便在大腸中停留的時間過久，這些有毒物質就容易被大腸吸收，而後散佈到各個組織器官及細胞中，使人致病；尿液也是如此。

因此，每天定時排便，保持大便通暢，防止便秘，應視為排毒最重要的事情；而每天足量喝水，以「洗滌」身體中的廢物，並及時將這些廢物帶出體外，是排毒的另外一種途徑。另外，通過運動每週出一次汗，讓汗液將毒素帶出一部分，也是排毒的好方法，只是注意出汗後要慎防感冒。

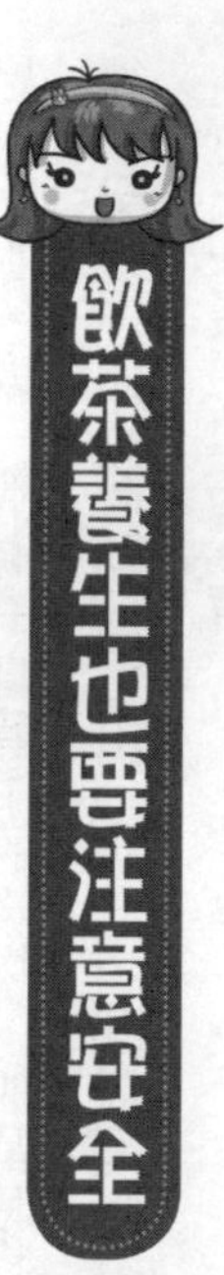

飲茶在我國歷史非常悠久，中國人家家戶戶都對茶非常熟悉。在民間，人們對茶的解釋另有一番情趣。例如在福建武夷山，當地人把長壽稱作「茶壽」，因為他們認為喝茶就能長壽，「茶」就是一百零八的意思，「茶」字的上部是「艸」，下面是八十八，加起來就是一百零八。什麼原因呢？因為飲茶是一種文化和生活情趣。茶有些苦，但苦後卻能品味出香來，又漸入淡味，恰如人生的旅程，先苦後甜又歸平淡，頗有人生哲理。飲茶能使人淡泊悠閒，清高優雅，有助於心靈擺脫世俗物欲的困擾，這也正是健康長壽的秘訣。

喝茶不僅能提神明目，茶裏面含有維生素C，維生素C本身就能提高人體免疫功能。現在，我們又知道茶葉裏的茶多酚是抗氧化劑，茶多酚裏面含有兒茶素，對十幾種病症，如高血壓、高脂血等等都有用。所以，茶葉是非常好的東西。

然而，不久前有報導說，許多即溶茶裏的氟化物含量超標，過量飲用會引發骨骼氟中毒，造成了很多消費者的恐慌：飲茶，還安全嗎？

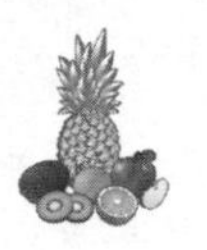

☺適量氟化物對人有益

茶裏面的氟不像我們說的其他添加劑，不是我們在加工過程中添加進去的，而是茶樹在生長過程中從土壤和水中獲取的一種成分。事實上，所有的茶葉裏面都含氟，通過我們長期研究得出的結論，氟在茶葉裏面不是有害的，而是有益的。因為，人攝入一定量的氟可以防止齲齒，還可以增加骨頭裏面鈣和磷的沉澱，使骨骼長得更好。因此，可以明確告訴大家，這個氟是我們人體必須的，只是該給它設一個量。氟過量了也不好，可能會引起鏽斑牙、黃牙，或引起其他的一些問題，但這些問題並不是致命的。

那麼，茶葉裏氟的含量多少對人體有益，超過多大的量就對人體有害呢？中國營養協會曾經給出了一個量，成年人每天攝入一點五至三毫克的氟為宜，低於一點五毫克也是不行的。因為，微量元素是人體必需的，比如人體如果長期缺少微量元素，大腦的神經通路就會被堵住，容易造成猝死。現在茶裏面正常氟的含量，應該是一千克紅茶裏含一百毫克，綠茶是八十五毫克。按照推薦的標準計算，人一天喝十五克茶葉才能滿足人體對氟的基本需要（這個數字是在所有的氟都從茶裏面攝取的前提下得出的）。高於三毫克才會對人體有害，三毫克折算起來，應該是三十克茶葉。

此外，我們都是將茶葉泡在水裏喝的，茶葉中只有百分之五十的氟溶到水裏，那就是說，三十克茶葉裏含氟三毫克，但溶到水裏只有一點五毫克。也即是說，六十克茶葉泡在水中，溶在水裏的氟才會達到三毫克。

總之，人體對氟的要求是每天一點五到三毫克，折合成茶葉就是十五到六十克，在這個範圍內，飲茶對人體是有益的。

☺如何做到安全飲茶

在飲茶問題上，人們經常還會有一些疑惑，比如該如何解決茶葉上的農藥殘留問題？過期茶葉能不能喝？怎樣鑒別過期茶葉？消費者怎樣選購安全茶等等。這些都是喜歡喝茶的人關心的問題。

在茶葉的農藥殘留問題上，一般來說，春茶相對安全性更高。因為，產茶區各種蟲害一般都是週期性輪迴發作的，春季蟲害發作的間隙較長，春茶的農藥含量要少得多。春茶過後是蟲害的高發期，每十幾天就發作一回，這時就要對茶樹噴灑農藥。因此，夏秋茶的農藥殘留相對較多。

光看茶葉的形狀、色澤、氣味，幾乎是不可能辨別出茶葉是否有農藥殘留的，只能通

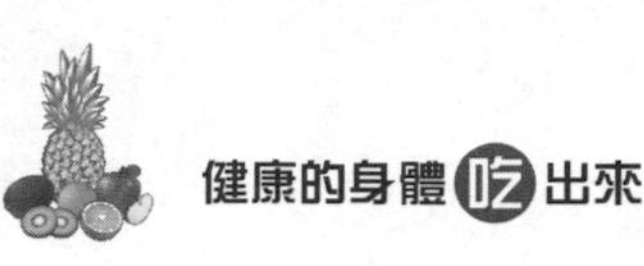

過專家進行檢測才行。但要記住兩點：一是雖然有說法認為嚼茶葉對口腔有一定益處，但最好還是不要嚼吃茶葉。因為，空氣和土壤受化肥和農藥的污染非常嚴重，而且茶葉在加工製作過程中由於碳化物的熱解作用，易形成一種難溶於水的致癌物——苯並芘，如果嚼食茶葉，這些物質可能會留在人體內並形成隱患。二是在沖泡茶葉時，有些殘留農藥成分（如茶葉中的鉛）在兩小時後會漫漫溶於茶湯中，因此，不要一杯茶從早泡到晚不換茶葉，免得造成危害。

選擇茶葉時，要看它是否過期，主要有以下幾個方面：看它是不是發黴或出現陳味；綠茶是不是變紅，湯色變褐、暗；滋味的濃度和鮮度有無下降；此外，看包裝上的保存期限，一般以鮮茶為宜，如果是散裝茶葉，最好不要超過十八個月。

消費者在購買散裝茶時，可以用兩個手指捏茶條，如能研成粉末的，說明茶葉較乾燥，其水分含量約在百分之六至百分之七，是合格的標準。如不能研成粉，只能研成細片狀，說明茶葉已吸濕，乾燥度不足，其含水量常在百分之九以上，不宜購買。另外，抓起一些嗅之，有茶香，無黴悶異味者為合格產品。選購小包裝茶時，應看清或問清包裝日期，一般小包裝茶超過一年以上者，極易吸濕變質。另外，購買時要注意辨認包裝的品質、完好程度和包裝材料的防潮性能。

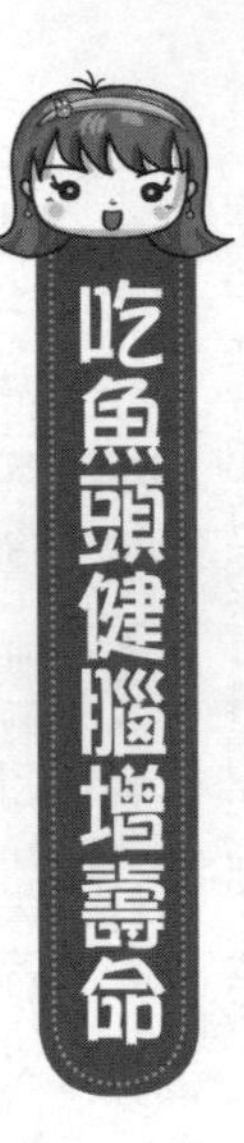

吃魚頭健腦增壽命

很多人受傳統觀念影響，認為魚頭的營養價值不夠高。殊不知，在飯店裏的魚頭湯、魚頭砂鍋和魚頭火鍋都是點菜率超高的菜肴。營養師指出，吃魚頭營養價值很高，對人體健康確實有益。但應選擇新鮮而且摘除了魚鰓的魚頭，熟後再食用，以防品嘗美味的同時又吃掉了魚體內的毒素，得不償失。

時下，有很多人認為魚頭不能多吃，理由是因為魚頭是魚體內毒素聚集最多的地方，多吃對人體無益。事實上，這個說法極為不科學。據介紹，魚體內有兩種不飽和脂肪酸，這兩種不飽和脂肪酸對清理和軟化血管、降低血脂以及健腦、延緩衰老都非常有好處。ＤＨＡ和ＥＰＡ又相對集中在魚頭內。專家強調說，從這個意義上講，多吃魚頭對人的健康的確有益。

多吃魚頭雖然對人體健康有益，但這並不意味著只吃魚頭不吃魚肉。魚肉中的蛋白質含量較高，而且其中易被人體吸收的氨基酸也較多，營養十分豐富。而大家爭先恐後地吃

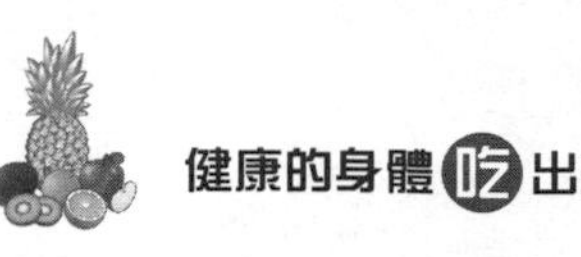

魚頭，因為魚頭肉質細嫩、味道鮮美，營養積聚於此。它除了含蛋白質、脂肪、鈣、磷、鐵和維生素B之外，還含有豐富的卵磷脂，該物質在肌體代謝後能分解出膽鹼，最後合成乙醯膽鹼。

乙醯膽鹼可使人增強記憶力、思維和分析能力，讓人聰明。日本營養學家曾對魚頭做過分析，認為魚頭還含有比其他食物豐富得多的不飽和脂肪酸，對大腦的發育十分重要。所以常吃魚頭對健腦頗有益處，中老年人常吃魚頭可延緩記憶力衰退。

吃魚頭益處多，但不小心也會引起中毒。魚的頭部血管豐富，有些在污染環境中生長的魚，其頭部會聚集大量的有害物質。食用這類魚頭後，魚頭中的鉛類等有害物質就被吸收並通過血液分佈至全身。所以人們吃魚頭時若不注意，就有可能引起鉛中毒，其表現為肌肉關節酸痛或神經衰弱綜合症等。

因此，食用魚頭時一定要對其來源有所瞭解，不吃受到嚴重污染的魚頭，不吃頭大、身瘦、尾小的畸形魚的魚頭，不吃變質的魚頭等。

烹調或食用時若發現魚頭有煤油味、火藥味、杏仁味以及類似氨水味、農藥味等不正常的氣味時，一定要將其丟棄。此外，烹製魚頭時，一定要將其煮熟、煮透方可食用，以確保健康。多吃魚頭，慎吃魚頭，會吃魚頭，健腦且長壽。

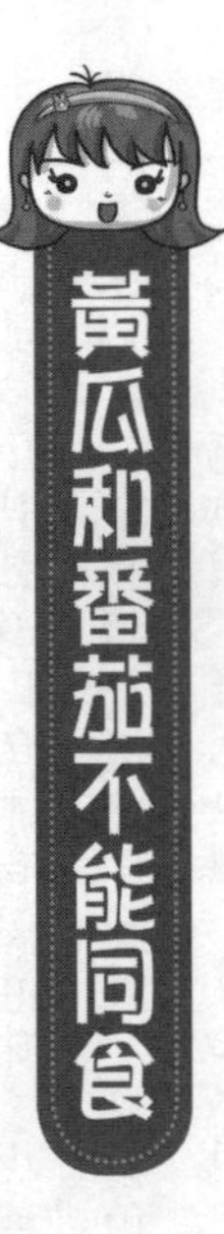

黃瓜和番茄不能同食

眾所周知，黃瓜是好吃又有營養的蔬菜。口感上，黃瓜肉質脆嫩、汁多味甘、芳香可口；在營養上，它含有蛋白質、脂肪、糖類，多種維生素、纖維素以及鈣、磷、鐵、鉀、鈉、鎂等豐富的成分。

《滇南本草》：「解痙癖熱毒，清煩渴。」尤其是黃瓜中含有的細纖維素，可以降低血液中膽固醇、甘油三酯的含量，促進腸道蠕動，加速廢物排泄，改善人體新陳代謝。新鮮黃瓜中含有的丙醇二酸，還能有效地抑制糖類物質轉化為脂肪，因此，常吃黃瓜可以減肥和預防冠心病的發生。

一般人群均可食用黃瓜。黃瓜還有一些顯著的功效，如抗腫瘤，黃瓜中含有的葫蘆素C具有提高人體免疫功能的作用，可達到抗腫瘤的目的。此外，黃瓜中的葫蘆素還可治療慢性肝炎；黃瓜中的黃瓜酶，有很強的生物活性，能有效地促進肌體的新陳代謝。

用黃瓜搗汁塗擦皮膚，有潤膚，舒展皺紋的功效；防酒精中毒，黃瓜中所含的丙氨酸、精氨酸和穀胺醯胺對肝臟病人，特別是對酒精肝硬化患者有一定輔助治療作用，可防酒精中毒；老黃瓜中含有豐富的維生素E，可起到延年益壽、抗衰老的作用。

而同樣是餐桌上的美味的番茄，含有豐富的胡蘿蔔素、維生素C和維生素B群，尤其是維生素C含量乃蔬菜之冠。番茄又因有多種功用而被稱為神奇的菜中之果。它所富含的維生素A原，在人體內轉化為維生素A，能促進骨骼生長，防治佝僂病、眼乾燥症、夜盲症及美容護膚。

現代醫學研究表明，人體獲得維生素C的量，是控制和提高肌體抗癌能力的決定因素。番茄內的蘋果酸和檸檬酸等有機酸，還有增加胃液酸度，幫助消化，調整胃腸功能的作用。番茄中含有的果酸，能降低膽固醇的含量，對高血脂症很有益處。

黃瓜和番茄都是人們非常喜愛的好蔬菜，那麼它們搭配在一起吃，豈不是更有營養價值。但是，答案是否定的。

黃瓜中含有一種維生素C分解酶，會破壞其他蔬菜中含量豐富的維生素C。而番茄就是典型的含維生素C豐富的蔬菜，如果二者一起食用，我們從番茄中攝取的維生素C，再被黃瓜中的分解酶破壞，根本達不到補充營養的效果。在

生活中，我們常見到有人吃了一根黃瓜接著再去吃個番茄，或者有「番茄炒蛋」和

「黃瓜炒肉」同時擺放在餐桌上，再或者，來個「番茄黃瓜大雜拌」，其實，這些吃法都很不科學，可謂「吃了也白吃」。

另外，食物中維生素C含量越多，被黃瓜中的分解酶破壞的程度就越嚴重。

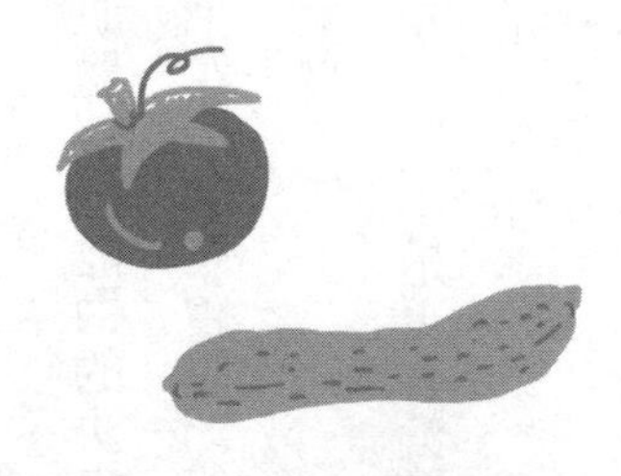

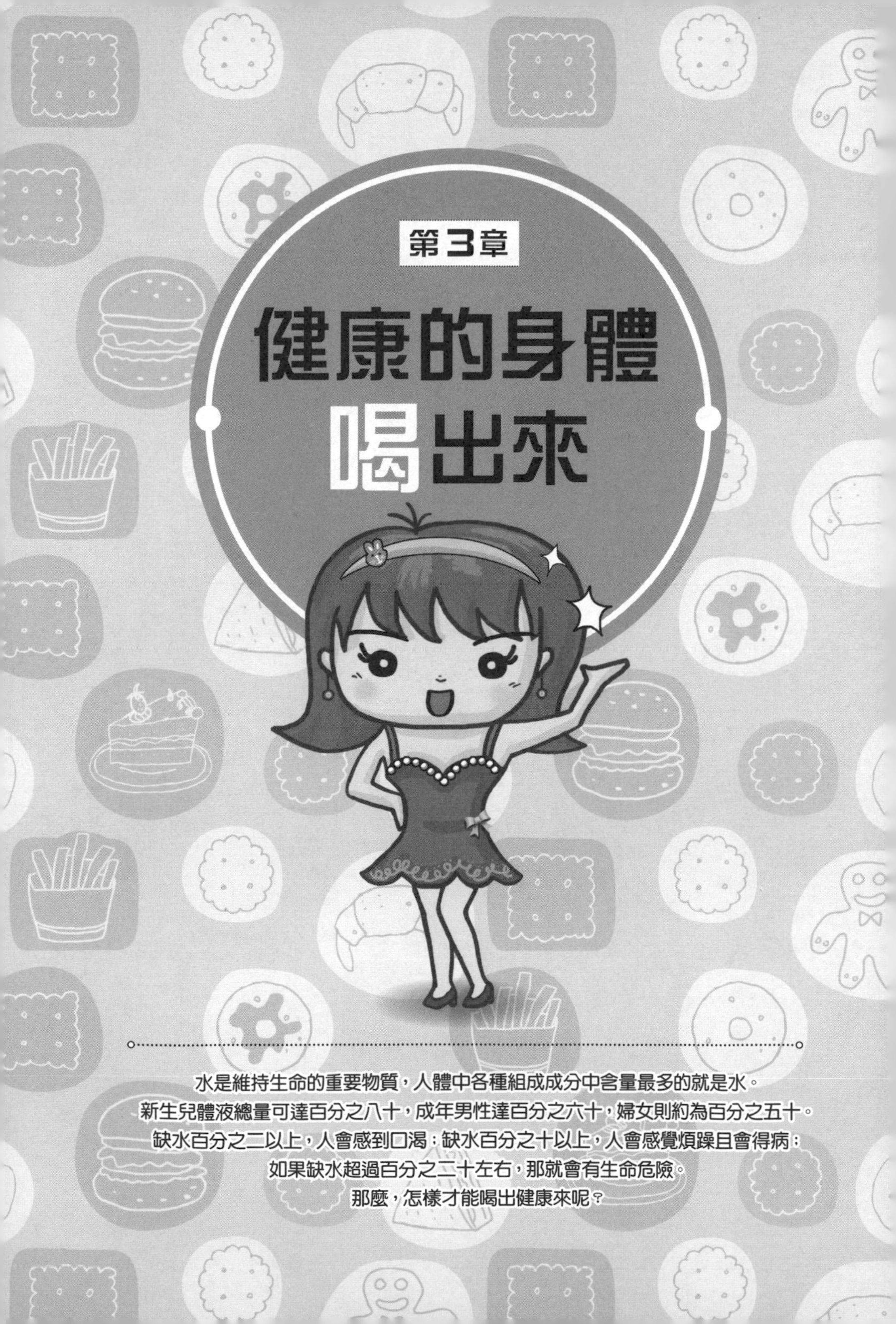

第3章

健康的身體喝出來

水是維持生命的重要物質，人體中各種組成成分中含量最多的就是水。
新生兒體液總量可達百分之八十，成年男性達百分之六十，婦女則約為百分之五十。
缺水百分之二以上，人會感到口渴；缺水百分之十以上，人會感覺煩躁且會得病；
如果缺水超過百分之二十左右，那就會有生命危險。
那麼，怎樣才能喝出健康來呢？

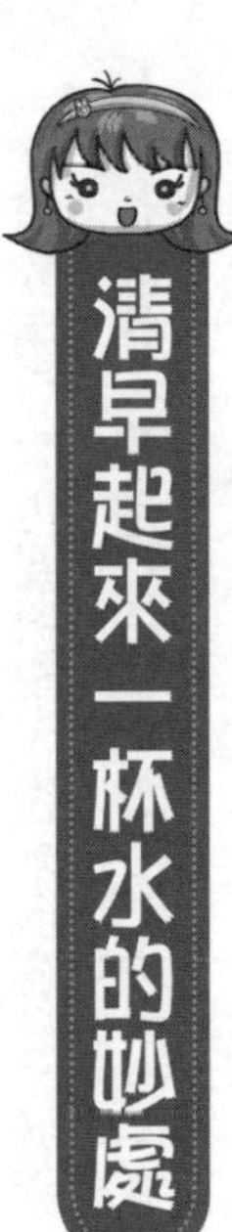

清晨，胃裏的食物已經排空，隨著身體的運動，水在胃內如同清潔劑蕩滌著胃壁的殘渣，病原菌因此無處安身，難以形成致病的群體，從而達到預防疾病的效果。即使有炎症的胃壁，經過每日清晨的洗滌，也會減輕症狀。水在胃內做短暫的停留，除少量被吸收外，百分之八十以上在小腸內被吸收入血。新飲進的水約經過廿一秒鐘就能到達身體的每一個角落，促進全身的吐故納新。

因此，晨起先飲水，對機體既是一次及時的補償，又是一種有效的淨化。但清晨這杯水喝起來也是有講究的，這裏告訴大家這杯水該怎麼喝才會更健康：

1.要喝什麼樣的水。新鮮的白開水是清晨第一杯水的最佳選擇。白開水是天然狀態的水經過多層淨化處理後煮沸而來，它裏面所含的鈣、鎂元素對身體健康非常有益，有預防心血管疾病的作用。

2.喝多少水為宜。一個健康的人每天至少要喝七至八杯水（約二點五升），運動量大或天氣炎熱時，飲水量應相應增加。清晨起床時是一天身體補充水分的關鍵時刻，此時喝三百毫升的水最佳。

3.喝何種溫度的水為宜。早晨，人的胃腸都已排空，過冷或過燙的水都會刺激腸胃，引起腸胃不適。早晨起床喝與室溫相同的開水最佳，以儘量減少對胃腸的刺激。冬季以煮沸後冷卻至二十至廿五度的白開水為宜，因為這種溫度的水具有特異的生物活性，容易透過細胞膜促進新陳代謝，增強人體免疫力。

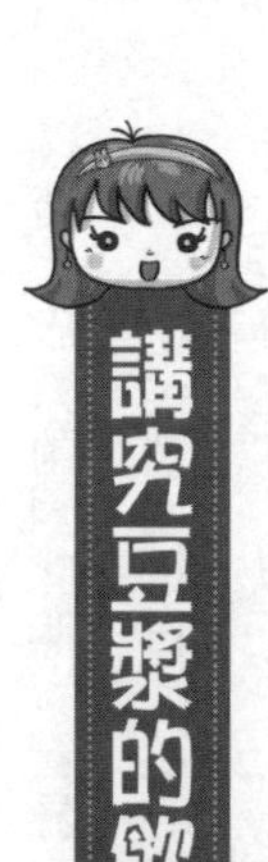

講究豆漿的飲用，養生又健康

豆漿性平味甘，滋陰潤燥。常飲豆漿，對身體大有裨益。

但飲用豆漿也要科學，否則很容易誘發疾病，飲用豆漿應注意以下幾個要點：

1.忌喝未煮熟的豆漿。豆漿中含有兩種有毒物質，會導致蛋白質代謝障礙，並對胃腸道產生刺激，引起中毒症狀。預防豆漿中毒的辦法就是將豆漿在一百度的高溫下煮沸，就可安心飲用了。

2.忌在豆漿裏打雞蛋。雞蛋中的蛋清蛋白質和豆漿中的胰蛋白酶結合，會產生一種不能被人體吸收的物質，大大降低了人體對營養的吸收。

3.忌沖紅糖。豆漿中加紅糖喝起來味道甜香，但紅糖裏的有機酸和豆漿中的蛋白質結合後，可產生變性沉澱物，大大破壞了營養成分。

4.忌裝保溫瓶。豆漿中有能除掉保溫瓶內水垢的物質，在溫度適宜的條件下，以豆漿作為養料，瓶內細菌會大量繁殖，經過三至四個小時就能使豆漿酸腐變質。

5.忌空腹飲豆漿。飲豆漿的同時吃些麵包、糕點、饅頭等澱粉類食品，可使豆漿中蛋白質等在澱粉的作用下，與胃液較充分地發生酶解，使營養物質被充分吸收。

6.忌與藥物同飲。有些藥物會破壞豆漿裏的營養成分，如四環素、紅黴素等抗生素藥物。

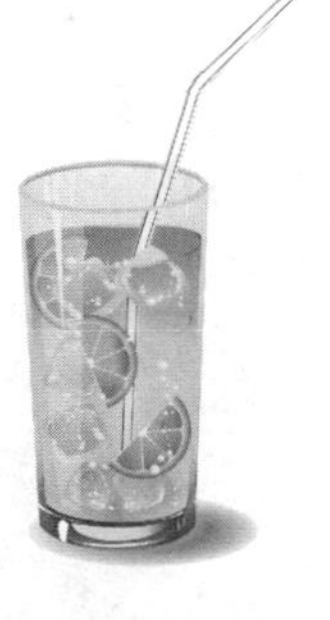

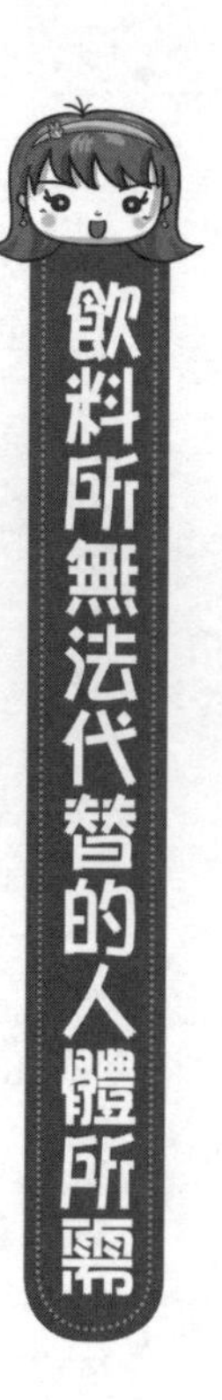

飲料所無法代替的人體所需

現在許多人在口渴時，常常選擇喝飲料來解渴，特別是年輕人都會選擇喝起來很爽、很刺激的碳酸飲料。碳酸飲料是在液體飲料中充入二氧化碳做成的，其主要成分為糖、色素、香料等，除熱量外，沒有任何營養。碳酸飲料因含有二氧化碳能起到殺菌、抑菌的作用，還能通過蒸發帶走體內熱量，起到降溫的作用。碳酸飲料中含有大量的色素、添加劑、防腐劑等物質，這些成分在體內代謝時需要大量水分，而且飲料中含有的咖啡因也有利尿作用，會促進水分排出，所以碳酸飲料只能暫時起到降溫作用卻不能解渴，而且會越喝越渴。

有饑餓感的人喝了飲料之後，可能覺得不餓了，這是因為飲料中的糖分給身體補充了一定的能量。雖然這種能量的補充能暫時緩解疲勞和饑餓，但卻給腎臟帶來很大負擔，非但不能提神，反倒容易造成疲勞、嗜睡等不良反應。此外，碳酸飲料一般含有百分之十左右的糖分，如果長期飲用，容易使人發胖。

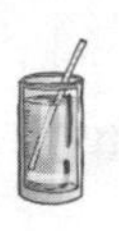

美國著名醫學博士F．巴特曼曾經這樣說道：

「我們對身體外面的水瞭解得很多很多，但對身體內的水卻知之甚少。如果我們瞭解了水在身體內的具體運行情況，就會恍然大悟，關於醫療保健的觀念就會隨之發生徹底的改變。我們會驚訝地發現許許多多疾病的病因僅僅是：身體缺水。

然而，不可思議的是，人們往往會犯最基本的、災難性的錯誤：當身體急需水時，我們卻給它茶、咖啡、酒或用工業化方法生產的飲料，而不是純淨的天然水。不可否認，茶、咖啡和工業化生產的飲料不僅含有大量水，而且還含有一些對身體有益的物質；但與此同時，我們也要知道，茶、咖啡和工業飲料裏含有大量脫水因子，這些脫水因子進人身體後，不僅讓進入身體的水迅速排出，而且還會帶走體內儲備的水。這就是我們越喝茶和咖啡就越想小便的原因。一方面我們的身體急需水，發出了口渴的呼喚；一方面我們用茶、咖啡和工業化飲料在唬弄自己，並沒有真正滿足身體對水的急切需求。

久而久之，我們體內水的新陳代謝功能就會紊亂。新陳代謝功能一旦紊亂，身體就會表現出比『口乾』多得多的症狀：腰疼、頸椎疼、消化道潰瘍、血壓升高、哮喘和過敏，甚至讓你患上胰島素非依賴型糖尿病……」

有的人雖然不喝碳酸飲料，但是會選擇用果汁來代替水，因為大家往往認為果汁營養豐富。其實，在加工果汁的過程中，水果中的維生素常遭破壞，而且，真正的天然果汁並不多，目前市場銷售的飲料中多含有色素、香精、糖精以及防腐劑，會增加肝臟的負擔。

事實證明，還是白開水最能解渴，進入人體內後能很快發揮代謝功能。平時喝白開水的人，體內去氧酶的活性高，肌肉內乳酸堆積少，不容易疲勞。美國生理學博士約翰研究發現，溫和的白開水比較容易透過細胞膜促進新陳代謝，增加血液中血紅蛋白的含量，有利於改善人體的免疫功能。多喝白開水還可保護腎臟，飲水充足，排尿就順暢，尿液中的雜質、毒物濃度就會減少。多喝白開水有利於代謝廢物的排出。因此，最好不要用飲料代替白開水。

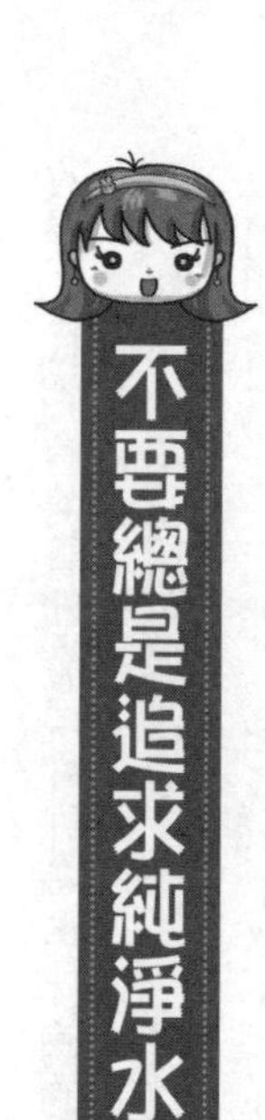

不要總是追求純淨水的「純」

現在許多人喜歡喝純淨水，認為這樣的水沒有污染，有益於健康。事實上，這種做法是不科學的。這樣的水偶爾飲用一下無妨，但若是當做唯一飲用水長期飲用，就會像兒童偏食一樣，因缺少某些必要的微量元素而造成營養失衡。

水是人類賴以生存的六大營養素中最重要的一種，水中的礦物質和微量元素對人體健康至關重要。專家證實，水中有近十種微量元素是身體所必需的。

就我國目前的膳食結構，許多微量元素難以從食物中攝取，主要從水中得到。水中鈣的吸收率可達百分之九十以上，而食物中鈣的吸收率只有百分之三十。水中的無機元素是以溶解的離子形式存在，易被機體吸收，因此，飲水是人們攝取礦物質的重要途徑。美國著名水專家馬丁·福克斯醫學搏士，在《健康的水》一書中強調指出：「喝被污染的水和脫鹽水（即純水）都會對我們的健康造成傷害。」專家認為，對於飲用水來說，並非越純越好，純淨水不含或只含少量礦物質，飲用時要注意。

很多人認為礦泉水中含有對人體有益的微量元素，可以多喝，甚至錯誤地把微量元素當做萬能的補品，認為礦泉水可以長期地飲用。國際醫學界的研究結果表明，人體對微量元素的補充並非多多益善。

人體需要一些微量元素，但是必須適可而止，如果攝入量過多，就會給健康帶來負面的影響。比如過量補充鈣會引起高鈣血症，使人出現軟弱無力、食欲不振、嘔吐腹瀉等症狀，而且過量的鈣可能導致腎結石；鋅元素補充過多，不但會影響到身體其他微量元素的正常吸收和利用，還可能引起身體組織的損傷；鐵元素攝入過量可能會引發肝硬化和糖尿病，急性鐵中毒者還會迅速休克，嚴重者甚至會有生命危險；碘元素補充過量，則會出現脫髮、指甲變脆、易疲勞、胃腸功能紊亂、浮腫、不育等症狀。

雖然礦泉水含有多種對人體有益的物質和游離的二氧化碳，但如果飲用過量，會影響胃液的分泌和胃的消化機能，還會影響膽汁的形成和分泌，從而導致人體內的酸鹼失調。由於礦泉水中含有較多的礦物質，過量飲用會使這些礦物質刺激腎臟和膀胱，增加它們的負擔。所以患有慢性腎炎、高血壓、心臟病及伴有浮腫的病人不宜長期飲用礦泉水，更不能將礦泉水當做治病的藥水服用。

由此可見，礦泉水能不能喝還要因人而異。如果身體健康，不缺少礦物質和微量元素，就不要長期飲用，否則會影響身體健康。

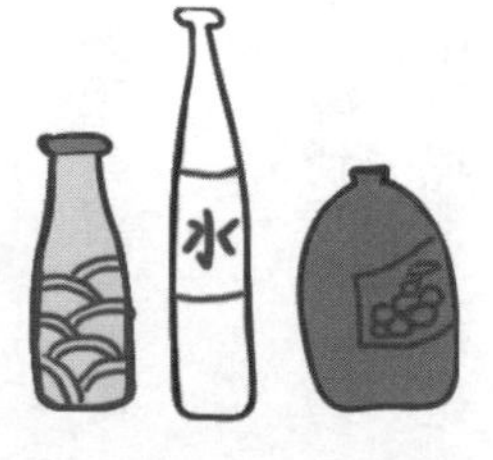

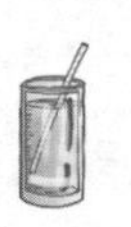
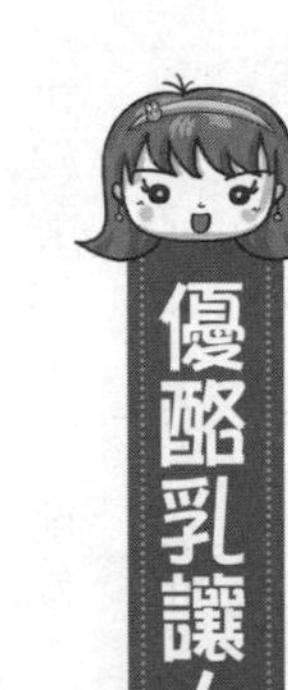

優酪乳讓人長壽的妙飲法

世界上，有諸多被稱為「長壽之地」的地方，其居民都有長期飲優酪乳的習慣。有研究證實，保加利亞地區的人們均很長壽，都是因為多飲優酪乳之故。日本人整體平均身高的日益增長也和優酪乳有著密不可分的關係。

一、優酪乳有利於人類健康

1. 優酪乳可增強人體免疫功能。

2. 降低血清膽固醇的水準。有實驗證明，甚至在不用任何藥物的情況下，每餐飲用約兩百四十毫升的優酪乳，一周後膽固醇就會降低。如若長期飲用，有防治冠心病、高血壓、高血脂、動脈硬化等疾病的作用，並能防止神經系統過早衰老，有益壽延年之功效。

3. 常飲用優酪乳能促進腸道運動，軟化分解結腸內容物，增加糞便排泄量，預防便秘發

生，有利於預防結腸癌。優酪乳中還有一種阿納縛爾酶，能有效地防止癌症患者在化療和放療時所產生的有害副作用。

二、優酪乳的適宜人群

☺「乳糖不耐受症」者

牛奶中所含的糖分大部分是乳糖，由於部分成人的消化液中缺乏乳糖酶，影響了對乳糖的消化、吸收和利用，造成這些人喝牛奶後胃部不適甚至腹瀉，稱為「乳糖不耐受症」。這也是很多人不喝牛奶的原因。

這些人可以選擇優酪乳來代替牛奶，而不必擔心乳糖。在牛奶製成優酪乳的過程中，牛奶中的乳糖被乳酸桿菌發酵轉化成乳酸，乳糖不耐受者飲用優酪乳不會出現腹瀉症狀，正好解決了這一部分人喝牛奶可能產生的問題。

不過值得注意的是，很多優酪乳飲料是由牛奶、水和酸味劑配製的，這樣的產品還會含有乳糖，也可以引起「乳糖不耐受」症狀。

😐動脈硬化和高血壓病患者

營養學專家發現，優酪乳中含有一種「牛奶因子」，有降低人體中血清膽固醇的作用。有人做過實驗，每天飲七百毫升優酪乳，一周後能使血清膽固醇明顯下降。

😐腫瘤病患者

優酪乳中的雙歧乳酸桿菌在發酵過程中，產生醋酸、乳酸和甲酸，能抑制硝酸鹽還原菌，阻斷致癌物質亞硝胺的形成，起到防癌的作用。歐洲乳業發達的一些國家，就有這樣的說法，一天一杯優酪乳，婦女不愁乳癌。

😐年老體弱病人

優酪乳中的乳酸菌能分解牛奶中乳糖形成乳酸，使腸道趨於酸性，抑制在中性或鹼性環境中生長繁殖的腐敗菌，還能合成人體必需的維生素B、葉酸和維生素E等營養物質，其本身又富含蛋白質和維生素A，對年老體弱者十分有益。

😐使用抗生素者

抗生素在控制致病菌的同時，非致病菌也受到了抑制，這樣輕則出現食欲不振、噁心嘔吐、頭暈目眩等，重則導致另一種感染性疾病。而優酪乳中含有活性的長分支桿菌，可以使胃腸失調的菌群重新獲得平衡。

☺骨質疏鬆患者

優酪乳中含有極易被人所吸收的乳酸鈣，飲用後會增加患者的鈣元素，對防治骨質疏鬆有一定的益處。

優酪乳雖然營養價值較高，口味也被很多人所迷戀，但是一些人群不適宜喝優酪乳，如胃腸道手術後的病人、腹瀉或其他腸道疾病的患者，就不宜喝優酪乳。優酪乳在製作過程中會添加蔗糖作為發酵促進劑，有時還會有各種糖漿調味，所以糖尿病患者，在想喝優酪乳時要多注意。還有，對牛奶過敏的人，也不宜喝優酪乳。

早晨把優酪乳當早餐吃，可以避免和其他食物混雜，而且腸胃是空的，能提供有益菌給腸道，刺激腸蠕動，讓排便順暢。以每日該喝的牛奶量來攝取，早上空腹和睡前各一杯最適宜；配水果吃最佳，優酪乳的營養價值幾乎滿分，美中不足的是比較缺乏維生素C，因此優酪乳若能與水果搭配，像蘋果、梨子、楊桃等，在加入優酪乳前先用百分之二的檸檬水泡一下，可以避免氧化變黑。

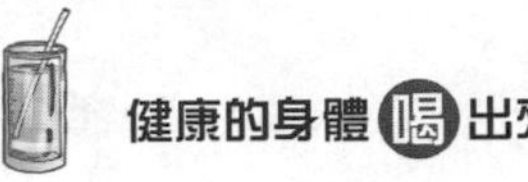

吃優酪乳的時候絕對不可搭配香腸、臘肉等高油脂和加工肉品。因為加工肉品內添加了硝，也就是亞硝酸，會和優酪乳的胺形成亞硝胺——是一種致癌物質，所以儘量不要把優酪乳和臘肉一起吃。

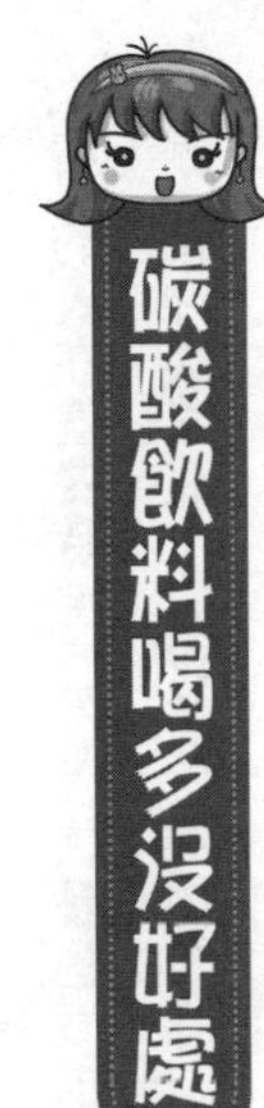

碳酸飲料喝多沒好處

碳酸飲料是指在一定條件下沖入二氧化碳所產生的氣體製品，汽水就是碳酸飲料的代表。喝碳酸飲料時，腸胃不能吸收二氧化碳，於是二氧化碳便從口腔中「蜂擁而出」，這樣可以帶走一些熱量，因此喝汽水能解熱消渴。

二氧化碳對胃壁有刺激作用，能加快胃液分泌，幫助消化。但是碳酸飲料不含維生素和礦物質，除熱量外，幾乎沒有什麼營養。長期大量飲用，把它當成日常飲用水，對健康絕無益處。

1.二氧化碳過多影響消化。這是因為大量的二氧化碳在抑制食物細菌的同時，對人體內的有益菌也會產生抑制作用，使消化系統受到破壞，很容易引起腹脹和消化不良，影響食欲，甚至造成腸胃功能紊亂。

2.大量糖分危害牙齒健康。飲料中過多的糖分被人體吸收，會產生大量熱量，容易引起肥胖，同時對幼兒的牙齒發育很不利，使其特別容易被腐損。即使是無糖型的碳酸飲料，減少了糖分的攝入，但因其酸性很強，同樣可能導致齒質腐損。

3.磷酸過多導致骨質疏鬆。碳酸飲料中大部分都含有磷酸。通常人們都不會在意，但大量磷酸的攝入就會影響鈣的吸收，引起鈣、磷比例失調，慢慢導致骨質疏鬆，這對於喜喝碳酸飲料而處在生長發育過程中的青少年身體危害尤其大。

有的人在就餐時還特別喜歡喝些汽水，這對健康更為有害。人們進食以後，喝大量的汽水，會沖淡胃液，使胃消化食物的能力減弱，同時喪失了殺菌力，病菌可以在胃腸內大量繁殖，容易造成胃腸道感染。

同時，吃飯時，食物佔據了胃腸的大部分空間，再喝許多汽水，會把胃撐得滿滿的，使人有飽脹感。胃內食物沉重，還會使胃下垂或擴張，嚴重損害腹中器官功能。由此可見，吃飯時最好不要喝汽水。

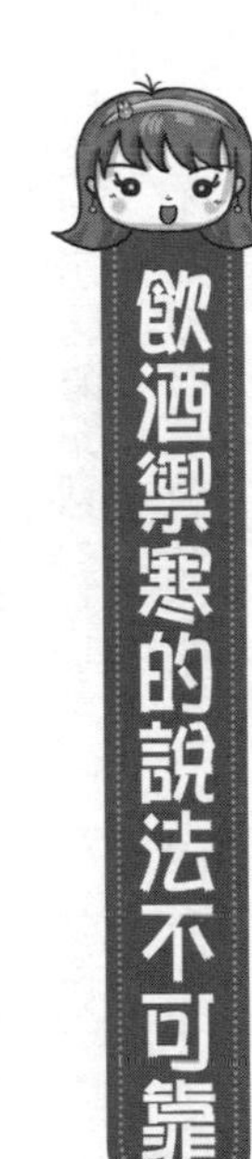

飲酒禦寒的說法不可靠

在某些電影或電視裏，經常出現有人準備跳入冷水前猛喝幾口燒酒的鏡頭，他們認為酒能禦寒。《水滸》中〈林教頭風雪山神廟〉一回，也有聲有色地敘述了林沖沽酒禦寒的經過。其實，這是一種誤解，喝酒取暖的結果只會適得其反。

飲酒可以使皮膚血管擴張，血流量增加，使人感到身體發熱，這就是所謂的「酒能禦寒」。實際上，這只是暫時使人消除了冷的感覺，並不是真正的禦寒，而且由於皮膚血管擴張和血流量的增加，反而會引起體溫下降。也就是說，飲酒不但不能禦寒，反倒損失了熱量。同時由於飲酒麻痹了人對冷的警覺，使人不注意採取保護體溫措施，反而更容易感冒，或出現其他不良後果。

真正想禦寒，應該吃些含熱量高的食物，或身上加些衣服來防寒，這樣才能真正暖和起來。

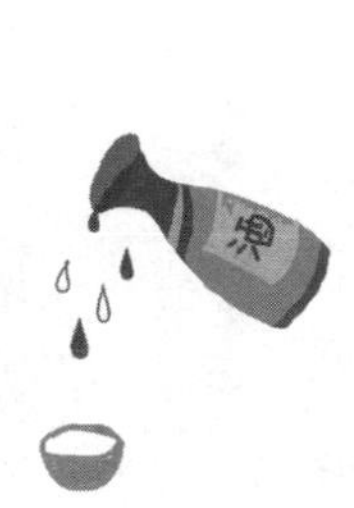

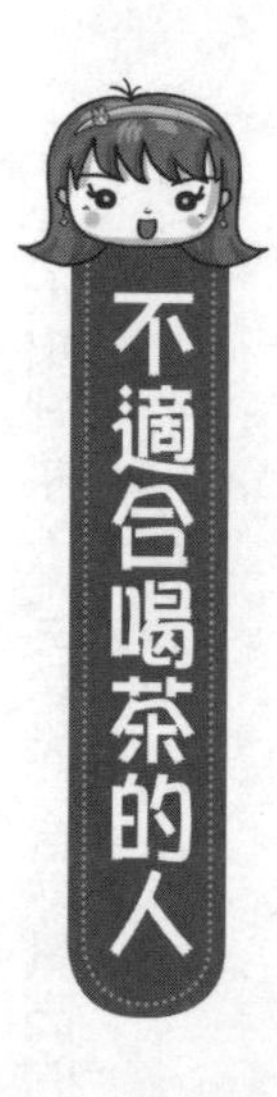

人體血液、血壓有激發作用，飲茶過多尤其是濃茶過多，會加快血液流動，使血壓升高，甚至有可能出現心律不整。

茶含有大量的鞣酸、茶鹼、咖啡因和少量的芳香油、多種維生素、葉綠素等成分，適量飲用有益健康，尤其還有抗癌作用。但是，醫學專家提醒，下列十種人不宜飲茶或不宜飲濃茶：

1.胃及十二指腸潰瘍患者。因為茶中咖啡因能刺激潰瘍面，使症狀更加明顯，胃病加重。

2.神經衰弱、甲狀腺機能亢進、結核病患者。因為茶中咖啡因能引起基礎代謝增高，故可使上述病情加劇。

3.高血壓及心臟病患者。用沸騰的開水泡綠茶，會使它的有效成分（特別是維生素C）受到破壞。因此，綠茶一般宜用七十度至八十度的開水沖泡，可以先把開水沖入暖水瓶，稍

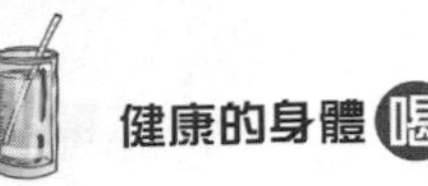

隔一會兒再用暖水瓶裏的水沖泡。這樣沖泡出來的茶，色綠味濃，有效成分也不會損失。

4.脾胃虛寒者。脾胃虛寒的人不能喝綠茶、青茶等涼性茶，這樣會引起腹脹、泛酸，但可以考慮喝紅茶。

5.習慣性便秘患者。茶中的鞣酸具有收斂作用，使便秘加重。

6.腎、尿道結石患者。茶中的鞣酸，會導致結石增多。

7.貧血患者。特別是患缺鐵性貧血的病人，茶中的鞣酸可使食物中的鐵形成不被人體吸收的沉澱物，喝茶後往往使病情加重。

8.發燒的病人。因為茶中茶鹼有興奮中樞神經、加強血液循環及加速心跳的作用，相對地也會使體溫更快上升。另外，茶中的鞣酸有收斂作用，會直接影響汗液的排出。體內的熱量得不到應有的宣洩，體溫自然就會更高了。

9.肝功能不良者。茶中的咖啡因絕大部分經肝臟代謝，肝功能不良的人飲茶，將增加肝臟負擔。

10.痛風病患者。茶水中的鞣酸會加重痛風患者的病情，因而不宜飲茶。

患有某些疾病的人不能飲茶，如胃病、貧血等等，但是否健康人就可以隨便飲茶了呢？也不是。有以下十種情況就不宜飲茶：

1.空腹不宜飲茶。因茶葉中含有咖啡因等生物鹼，空腹飲茶容易使腸道吸收咖啡鹼過多，使一些人產生心慌、頭暈、手腳無力、噁心、嘔吐等「醉茶」症狀。

2.飯後不宜馬上喝茶。很多人喜歡飯後立即飲茶，認為可以幫助消化，其實恰恰相反。因為茶葉裏面的鞣酸，會與食物中的鐵進行化學反應，時間一長會使人得上缺鐵性貧血症。最好是飯後一個小時再飲茶。

3.吃螃蟹時不宜飲茶。茶水和柿子一樣也含有鞣酸，與螃蟹同食會引起腸胃不適。

4.吃涮羊肉時不宜喝茶。羊肉中蛋白質豐富，而茶中含鞣酸，喝茶吃涮羊肉會產生鞣酸蛋白，誘發便秘。

5.捐血後一個月內別喝茶。茶葉中含有較多的鞣酸，它易與蛋白質和鐵相結合，生成不易被人體吸收的沉澱物，影響蛋白質和鐵的吸收，進而影響捐血者血細胞的再生。因此，有飲茶習慣的人，在捐血後的一個月內最好不要喝茶。

6.吃西洋參後別喝茶。茶葉中的鞣酸與西洋參作用相反，會破壞西洋參中的有效成分。

7.服用黃連素前後兩小時內不能喝茶。黃連素口服後，幾乎不被胃腸道吸收，而是停留在腸道內，以持續對抗致病的細菌。但是，茶水中的鞣酸會沉澱黃連素中的生物鹼，使其藥效大大降低。

8.醉酒後不宜飲茶。酒精對心血管刺激很大，咖啡因可使心跳加快，兩者一起發揮作用，對心臟功能欠佳者，十分危險。

9.臨睡前不要飲茶。茶葉中含有咖啡因，具有較強的提神作用，如臨睡前飲茶過多，勢必會引起興奮，以致造成失眠，同時增加夜間小便次數。

10.忌飲燙茶和冷茶。剛沏好的茶太燙，會傷及消化道，最好晾到五十度以下再喝；冷茶寒滯、聚痰，會傷脾胃，宜加熱後再喝。

飲茶應當以清淡適量為宜，而飲用濃茶在一般情況下對身體是不利的，有影響睡眠、易致貧血、易傷骨骼、引起便秘、傷及脾胃、對心臟不利等弊端。

但是，在有些特殊情況下，飲濃茶反而對健康有利，如濃茶有清熱解毒、利水通尿、消食去膩的功用，「上了火」的人，喝濃茶可利水通尿；口腔發炎、咽喉腫疼的人，飲濃茶有消炎殺菌作用；患有齲齒的人，飲濃茶有防治作用。

顯然，濃茶的這些作用只是對人體不太正常情況的一種矯正，而在大多數情況下，濃茶對人體仍是弊大於利的。

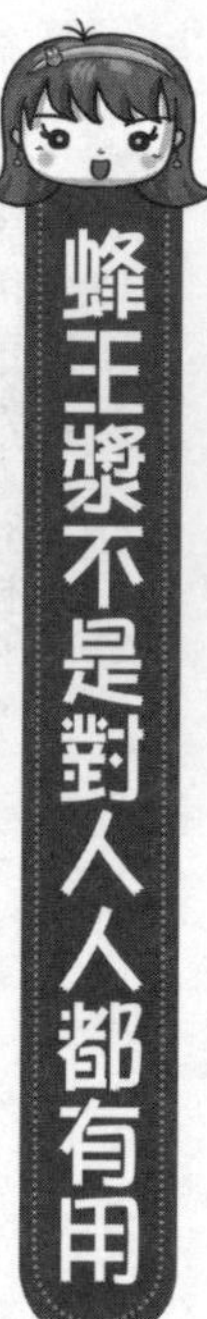

蜂王漿有滋補強身、益肝健脾的功效，但是如果不根據身體需要胡亂服用，就會適得其反，產生不良後果。

究竟哪些人不宜服蜂王漿呢？

1.過敏體質者。平時吃海鮮易過敏或經常藥物過敏的人不宜服用蜂王漿，因為蜂王漿中含有激素、酶，這些人吃了後易致過敏。

2.肥胖者。蜂王漿可使肌體內部調節能力加強，會使胖人變得更能吃能睡，體重增加。

3.腸道功能紊亂及腹瀉者。因鮮蜂王漿是冷凍保存，屬於「冷食」，服用後可能引起腸道強烈收縮，誘發腸功能紊亂，導致腹瀉。

4.懷孕的婦女。蜂王漿能刺激子宮收縮，影響胎兒的正常發育。

5.肝陽亢盛及濕熱阻滯，或是發高熱、大吐血、黃疸性肝病者。這些人均不宜服用蜂王漿，否則會加重病情。

6.兒童。蜂王漿含有激素，可促使兒童出現性早熟現象。

蜂王漿也有假冒偽劣的問題，選購新鮮蜂王漿，可用「一看、二聞、三嘗」的方法進行測試。

1.看顏色。色澤新鮮的蜂王漿，外觀呈乳白色或淡黃色，且有晶亮的光澤，有明顯的朵狀。如果發現蜂王漿中有許多小氣泡，就證明它已經發酵變質，不可購買。

2.聞氣味。新鮮的純蜂王漿，可聞到一種特有的香味；而變質或摻假的蜂王漿，氣味則異常，有牛奶味、蜜味或已酸敗的餿味等。

3.嘗味道。鮮蜂王漿味道酸、辣、澀、微甜，如果發苦則說明蜂王漿不新鮮，如果甜度較重就可能摻假。

需要指出的是，目前缺少如實反映蜂王漿新鮮度的指標，是現行蜂王漿品質標準的一個缺陷。

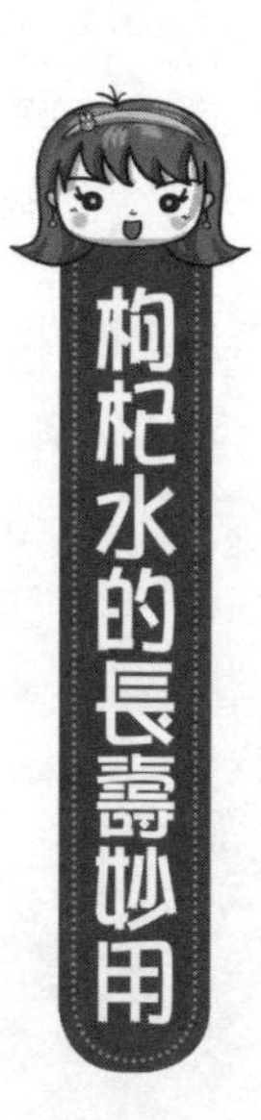

枸杞的藥用價值一直備受歷代醫家的推崇，它是傳統名貴中藥材和營養滋補品。枸杞子能夠有效抑制癌細胞的生成，可用於癌症的防治。而枸杞的祛疾延齡的功效也由來已久，早在《詩經》和《山海經》中就有記載。

提到枸杞，不得不想起的一個人，就是世界上著名的長壽老人李清雲。他是清末民初的中醫藥學者，在他一百歲時，曾因在中藥方面的傑出成就獲政府特別獎勵。他認為自己健康長壽的原因有三：一是長期素食，二是心靜、開朗，三是常年將枸杞煮水當茶飲。

一些醫學科研工作者得到這一消息後，便對枸杞進行了深入研究，發現枸杞中含有一種沒有見過的維生素，便取名為「維生素X」，也稱為「駐顏維生素」。經動物實驗證實，枸杞具有抑制脂肪在纖維內蓄積、促進肝細胞的新生，降低血糖及膽固醇等作用。枸杞的返老還童作用表現為：對腦細胞和內分泌腺有啟動和新生作用，增強荷爾蒙的分泌，清除血中積存的毒素，從而可維持體內各組織器官的正常功能。

研究證實，枸杞能提高人體免疫力，在抗腫瘤治療中能減輕化療的副作用，促進造血功能恢復，升高周圍血的白細胞數，對肌體產生保護作用。此外，枸杞能抑制脂肪在肝細胞內沉積，防止脂肪肝，促進肝細胞新生，也能抑制單胺氧化酶的活性。而枸杞至少含有：以甜菜鹼為主的五種生物鹼，數十種甾醇類化合物，十六種微量元素，多種維生素，（胡蘿蔔素幾乎是所有食品中含量最高的），三種脂肪酸，十六種氨基酸。大量的水溶性多糖。

據英國科學家最近研究，天然的β胡蘿蔔素能抗老、抗癌及預防日照皮膚損傷。科學家認為，自由基是人體代謝產生的惰性因子，是肌體老化及癌變的活性劑。而β胡蘿蔔素能消滅清除自由基的惡性作用，因而是延緩衰老的一種較為理想的飲食因素。科研證明，飲食中如含有大量的胡蘿蔔素，則某些癌症發病率可大為降低，尤其是口腔、肺、前列腺、皮膚和肝癌等。同時β胡蘿蔔素還可增強人體免疫系統功能。

枸杞的功效堪比靈丹妙藥，讓人感歎不已。於是，我們都迫不及待想去享用枸杞了。服食枸杞子延年防老的方式方法很多，數千年的食補食療文化，孕育了以枸杞子為主藥的多種劑型的藥方，以下列舉實用簡便易學的一些藥膳配方：

☺草龍珠蜜汁枸杞子

枸杞子、龍眼肉各二十克，葡萄乾五十克，蜂蜜二十克，鳳梨兩百克。以上各種用淨水沖淨，入小碗加蜂蜜及適量水入蒸籠蒸二十分鐘。常服延年益壽，充實正氣，補氣養血。

☺枸杞枇杷膏

枸杞子、枇杷果、黑芝麻、桃仁各五十克，蜂蜜適量，將枇杷果、桃仁切碎，枸杞子、黑芝麻洗淨加水浸泡放入鍋內，大火燒沸，小火熬煮二十分鐘，取煎汁一次，加水再煮，共取液三次，合併煎液，用小火濃縮至膏，加一倍分量的蜜即成，冷卻裝瓶待用，益肺腎補虛，平喘咳潤燥，用於晚期肺癌虛弱，體質軟弱患者。

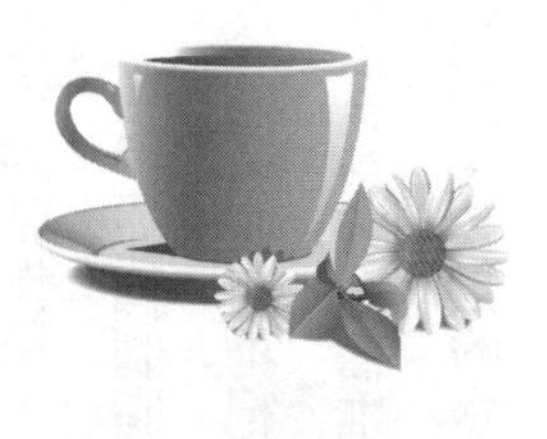

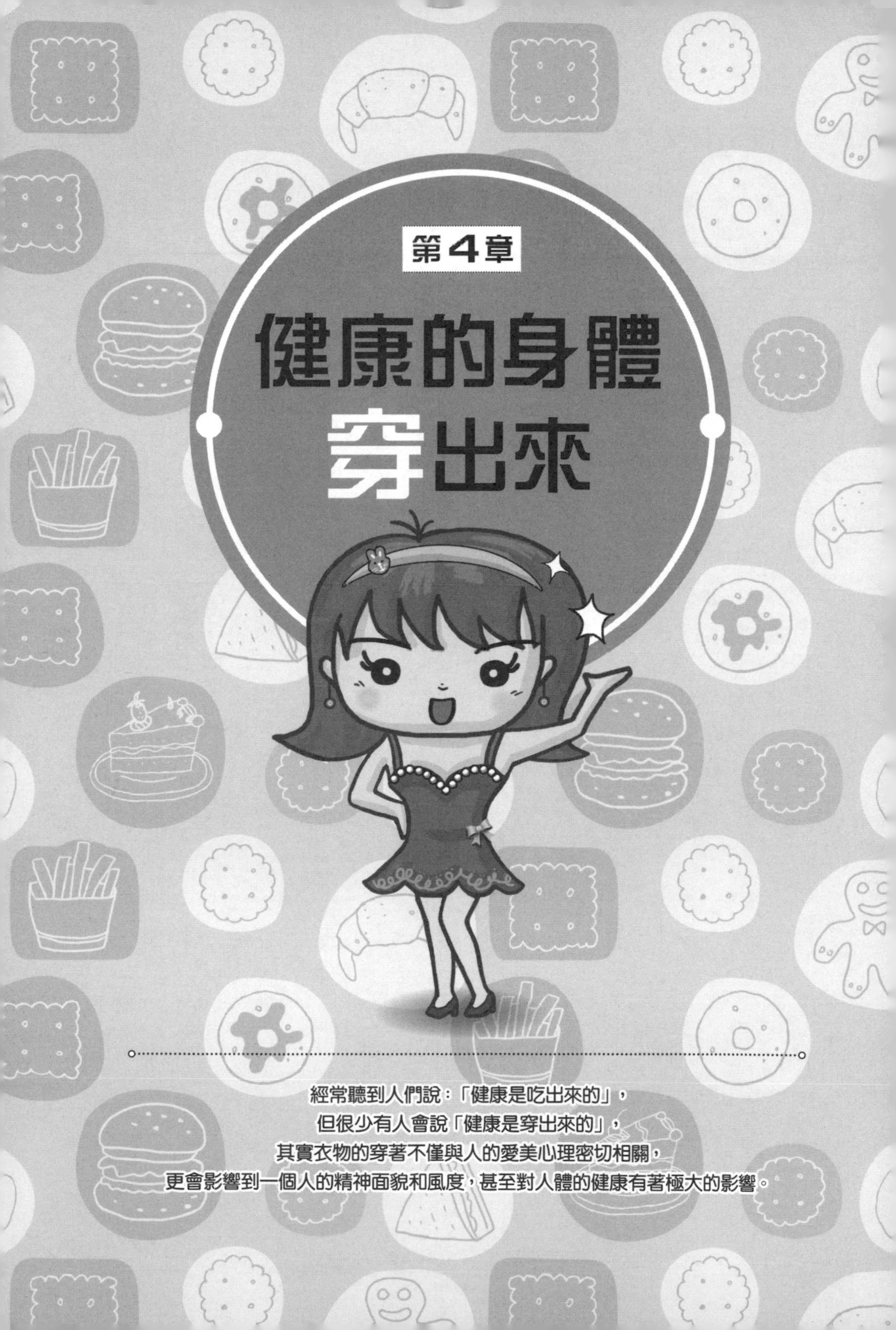

第4章 健康的身體穿出來

經常聽到人們說：「健康是吃出來的」，
但很少有人會說「健康是穿出來的」，
其實衣物的穿著不僅與人的愛美心理密切相關，
更會影響到一個人的精神面貌和風度，甚至對人體的健康有著極大的影響。

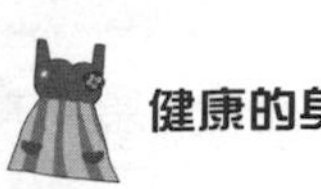

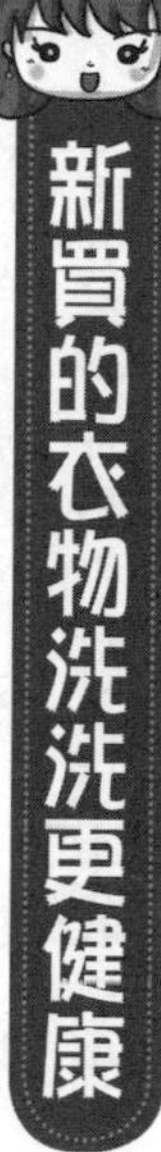

新買的衣物洗洗更健康

有些人總喜歡將新買來的衣服買來就穿上，這很不利於身體的健康。

新衣服在製作過程中，為了使其美觀和防皺、防縮、畢挺，多採用甲醛樹脂進行處理；為了增白，多採用螢光增白劑處理：為了增加衣服平滑感，多採用離子樹脂處理：為了衣服畢挺，需要上漿處理；布料或成衣在到消費者手上之前還用藥物處理等。

這些化學物質對人體都是有害的，如果不經洗滌，買回來或新做完就穿，這些化學物質就會廣泛接觸人的皮膚，有的會引起過敏反應，導致皮膚病，有的還可能出現某種中毒症狀。

此外，服裝、布匹在儲存和運送過程中，為防蛀、防黴，也要放一些防蟲劑、消毒劑，這些物質對人的皮膚也有刺激作用。所以，新購買的衣服在穿用之前，應先用淨水洗乾淨，晾曬乾以後再穿。

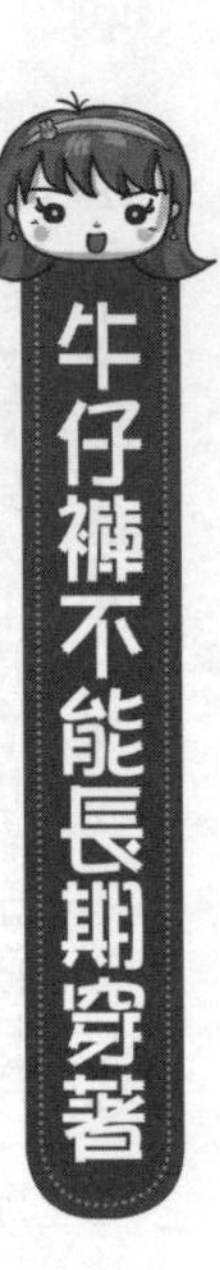

牛仔褲不能長期穿著

很多人喜歡穿牛仔褲，大部分時間都在穿牛仔褲，其實這樣對身體的健康是存在著隱患的。

對於女性來說，下體的乾淨是很必要的，各種分泌物如果不能正常地通風的話就會被細菌感染，影響健康。婦科專家認為，由於牛仔褲布料不透氣，可能使女性內分泌物不易排出，引起外陰炎和陰道炎等婦科疾病。另外，盛夏時，牛仔褲的金屬鈕扣長時間和腹部皮膚接觸，容易誘發接觸性皮炎。

對於男性來說，長期穿著過緊的牛仔褲會造成少精，還會影響生育能力。美國艾奧瓦大學泌尿系專家研究認為，常穿過緊的牛仔褲可能導致精子數量下降。這是由於睾丸生精的最佳溫度是三十五點五度至三十六度，而牛仔褲將陰囊和睾丸緊緊地束縛了，使局部散熱減少，睾丸溫度升高，有礙精子生成。還有專家經過臨床發現，長期穿緊身牛仔褲可能導致陰囊濕疹等。

牛仔褲的款式也是不斷變化的，最近出現一種低腰緊身的牛仔褲，這種牛仔褲對健康更加不利。加拿大安大略省的帕爾馬醫生認為，低腰緊身牛仔褲會擠壓坐骨神經，在大腿處引起皮膚麻刺的異常感覺。堪薩斯大學神經科專家莫特則表示，在過去二十多年中，他見過不下一百八十個此類病例。「這算不得什麼大病，百分之九十五的人不用治療，只要換上寬鬆的褲子，症狀就能自行消失。」所以，一般情況下，人們最好都穿著比較寬鬆而且透氣的褲子，這樣對健康才有益。

高跟鞋的致命傷害

現在，高跟鞋已經成為女性必備的鞋款了。女性喜歡穿高跟鞋，基本上都出於愛美的心理，因為高跟鞋能增加身高，彌補個子矮的缺點，就是身體不矮的人，穿上高跟鞋也會顯得身材更苗條。同時，穿高跟鞋還可以使人挺胸收腹，顯得有精神。但是，高跟鞋不宜常穿。

因為穿上高跟鞋後，人體負重力大大改變，骨盆前傾，腰部後仰。過度的腰部後伸使背肌收縮繃緊，腰椎小關節和關節囊處於緊張狀態，長期下去，關節囊和腰背肌即發生勞損，引起腰痛，時間長了還會引起腰肌勞損。

這種病症表現為腰臀部疼痛常朝輕暮重，勞累後、天陰時症狀加劇，坐時間長了，腰似乎要斷，用手捶擊可有好轉。雖然症狀持續一段時間後可以減輕以至消失，但常常再次發作，難以痊癒。

腰肌勞損的後果，使負重最多、活動量最大的下位腰椎受害最大，可加速骨質增生，使韌帶彈性降低等退化性改變提前出現，或程度加重，成為腰椎間盤突出症、腰椎管狹窄症、腰椎滑脫症的前奏。

高跟鞋雖然外觀漂亮，但有些高跟鞋完全從審美角度來設計，穿在腳上並不舒服，磨腳、擠腳經常發生。穿上高跟鞋後，身體重心前移，足尖負重增大，硬將大致為方形飽滿的足前部擠進錐形的窄小的鞋尖內，使雙足備受折磨，容易誘發拇指外翻、拇囊炎、錘狀趾、蹠骨頭缺血性壞死等疾患，這些病變除了引起足部疼痛、麻木等不適感外，也可通過反射機制涉及腰部，引起腰痛。

穿高跟鞋的時候，下肢不得力，站立、行走都不能隨心所欲，整個身體的反應、協同能力下降，也容易發生腰扭傷。

專家從兼顧腳的穩固、舒適和維護足弓的生理需要出發，建議女性少穿高跟鞋，腰痛患者更不要穿高跟鞋。

一般人除了在社交、禮儀等特定場合穿著高跟鞋外，平時仍以穿一般布鞋或皮鞋為好，鞋跟不要高於三公分，鞋底呈斜坡狀為宜。

對於孕婦來說，不論是什麼樣的高跟鞋，都應儘量避免。因為女人懷孕後，身體情況有了變化，肚子一天一天增大，體重增加，身體的重心前移，站立或行走時，腰背部肌肉和雙腳的負擔加重，如果穿高跟鞋，會使身體支立不穩。由於體重增加，腳的負擔加重，走路或站立都會使腳感到吃力。另外，因孕婦的下肢靜脈回流常常受到一定影響，站立過久或行走較遠時，雙腳常有不同程度的浮腫，此時穿高跟鞋不利於下肢血液循環。所以，孕婦不宜穿高跟鞋。

發育未成熟的青春期少女，也不要穿高跟鞋。因為身體正處於生長發育階段，骨骼結構中軟骨成分較多，柔軟且富有彈性，可塑性較大，骨組織內含水分和有機物，無機鹽少，極易變形，過早穿高跟鞋易引起腰椎形態變化，全身重心都必須移在腳掌上，而足趾又要擠壓在鞋子的尖端，使骨盆的負荷量增加。由於骨盆兩側被迫內縮，壓迫神經和牽拉肌肉，會引發腰酸腿疼。

穿高跟鞋時為使重心得到平衡，身體需要向前傾，背部就要稍為彎曲，臀部也需稍突出，膝關節被動僵直，這種姿勢若是時間久了，就會導致骨盆和腳部變形和彎曲。所以，愛美雖然是人的天性，但是健康是根本，為了健康，還是要控制一下愛美的欲望。

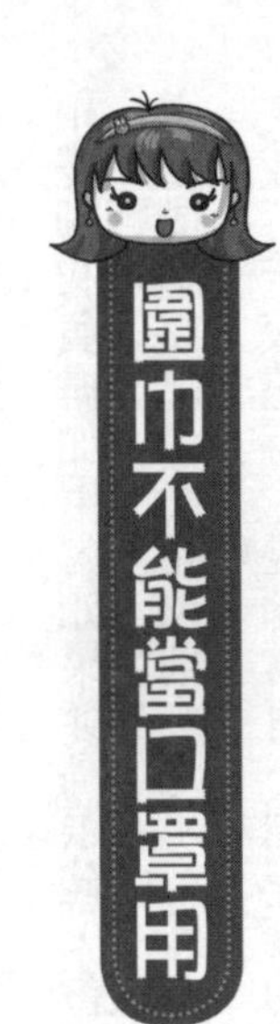

洗衣服是每個家庭的必修課，不少家庭在洗衣服時，經常把內衣、外衣，甚至襪子混在一起，放在洗衣機裏同洗，或者數人的衣物混合洗。這看起來省事，但卻不符合衛生要求，因為各種衣服混在一起洗容易交叉污染。

冬天寒冷的季節，特別是刮大風的時候，有的人出門後，便把脖子上的圍巾向上一拉，圍在嘴上，當口罩用，以抵擋風寒。然而這是不衛生的，應當注意。

我們知道，空氣中漂浮著大量的灰塵、微生物，人體也會從呼吸道排出許多化學物質，這兩個途徑來的物質非常容易滯留在圍巾上，人如果經常吸入滯留在圍巾上的有害物質，就容易患呼吸道疾病。

此外，圍巾上的化學纖維及纖維上的染料，常會使一些人發生過敏反應。如果染料品質低劣，染色工藝不良，某些染料通過吸入而在人體積蓄，對人體會造成潛在危險。所以，冬季出門時，如果需要就戴上口罩，而不要把圍巾當口罩用。

口罩的材質以脫脂棉紗布為宜，因為它質輕、柔軟，透氣性能好，吸收性強。口罩要經常換洗，經常消毒。另外還要準備兩個以上的口罩，交替使用。

衣服乾洗對健康不利

隨著人們生活水準的提高，把髒衣服送進乾洗店乾洗，已經是很多人的習慣。有些人把衣服從乾洗店拿回家之後，直接就穿上了，這種習慣對健康不利。

目前，乾洗最普通的溶劑是四氯乙烯，而人吸收了四氯乙烯的氣體會引起頭暈、眼

花、噁心等症狀。若是長時間沾染四氯乙烯，對人體危害特別大。

義大利科學家對五十名乾洗工和五十名健康志願者進行比較，發現乾洗工的血和尿中有異常的蛋白和細胞碎片。科學家進行了仔細地研究，結果發現，這些乾洗工的腎實質結構和功能已受到損害。

此外，洗衣店在收取衣物後是混合堆放的，又是混合洗滌，一旦混有帶病菌的衣服就會發生交叉感染。專家指出，四氯乙烯不具有消毒作用，它不能把病菌的遺傳基因破壞掉，而且很多乾洗店不具有消毒設備和消毒處理程序。這樣乾洗的衣服拿回來時，實在難以保證它們真像看上去那麼潔淨。

美國環境署的研究報告顯示，略帶潮濕的乾洗衣服所散發出來的氣體，是污染室內空氣的物質之一。盛裝乾洗衣服的提袋，會保留那些有毒素的溶劑。所以最好選擇穿那些不用乾洗的衣服，如果衣服一定需要乾洗的話，那麼把乾洗的衣服拿回家後，應立即將塑膠罩拿掉，並將衣服掛在通風的地方，最好懸掛四十八小時之後，待衣物上的乾洗溶劑揮發後再穿。

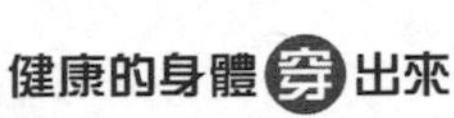

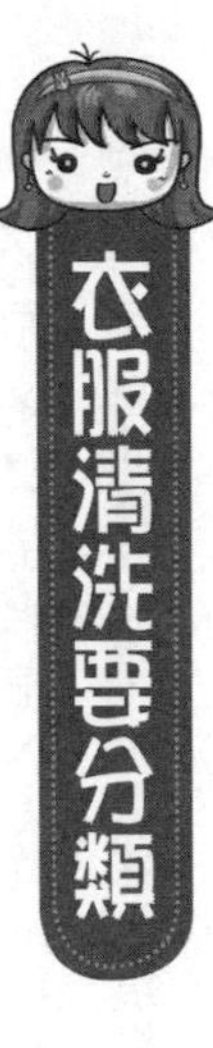

衣服清洗要分類

為了保證衣服的衛生和家人的健康，應將衣服分類洗滌。

1.將健康人和病人的衣服分開洗、特別是患傳染病人的衣服，要絕對分開洗。洗病人的衣服還要先煮沸或用其他辦法消毒；內衣要和外衣分開洗：深色衣服要與淺色衣服分開洗；工作服不要帶到家裏洗。這樣可以減少或防止病菌傳染，又可洗得乾淨。

2.胸罩、口罩、手帕、毛巾、內褲、襪子都不宜放入洗衣機中混洗，要單獨分別洗，既可洗得乾淨，又可防止傳染疾病。

3.病人的衣服也要單獨洗，有利於消毒和防止傳染。

4.廚房用的抹布、餐桌上的桌布以及個人的餐巾都不要放在洗衣機中洗。一是洗不乾淨，二是油脂黏在洗衣機上會污染衣服，結果都洗不乾淨。抹布、桌布、餐巾都與人們吃飯相聯繫，要求清潔衛生，所以宜用去油脂的洗液專門清洗，而且要充分沖洗乾淨，以保證使用的衛生。

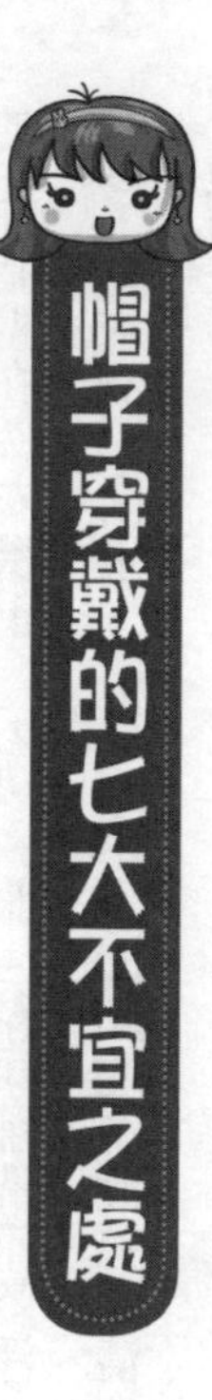

帽子穿戴的七大不宜之處

戴帽子，冬天可以保暖，夏天可以遮陽，還能起到身體保健的作用，可謂好處多多。但是它也有不宜，歸納起來有以下七不宜：

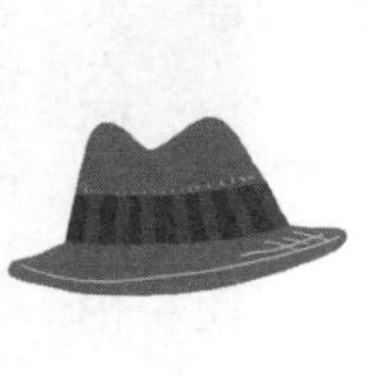

☹帽子不宜過緊過鬆

帽子的大小，要同自己的頭相稱。帽子太小，戴在頭上不好看，過緊也不舒服，夏天熱，冬天冷，都會影響頭部血液循環；帽子過大，容易脫落，也不保暖。一般選擇帽子時，應考慮到頭圍的大小、頭髮所占的體積以及帽子洗刷後的縮水變化來選擇大小。

☹帽子不宜久戴不洗

人的頭皮富有皮脂腺，尤其是年壯者，皮脂腺分泌旺盛，加上出汗灰塵黏附，會使帽沿內或襯裏有油膩污垢，有臭味，這是嗜脂性的腐生真菌的良好繁殖環境，這種不潔的帽子常戴在頭上，很容易因與頭皮摩擦引起毛囊炎。而且，汗液揮發後有腐蝕性，易使帽子變脆、褪色和損壞。

☹不宜隨意脫帽

冬天戴帽子時，應注意不要隨意脫帽。例如因運動或勞動時出汗後，就不宜脫掉帽子，否則很容易因身體熱量迅速從頭部擴散，而導致傷風感冒。待到室內，汗稍消時，才可脫帽，並及時把頭上的汗擦乾。

☹不宜隨便借別人的帽子戴

有的人長有頭癬或患有其他傳染性疾病，帽子上往往沾有病菌，隨意戴別人的帽子，很容易傳染疾病。

☹患頭皮疾病者不宜四季常戴帽子

這樣做不利於疾病的根除。一是這樣做，使頭部長期缺少日光照射，不能使日光中的紫外線發揮對頭皮癬菌的殺傷，使病情得到抑制；二是不能使頭部空氣流通，反而會給細菌的滋生創造有利條件，不利於頭癬的康復。

☹不宜拿帽子作他用

有的人拿帽子當坐墊，坐在地上或石頭上，甚至有的拿帽子當抹布擦手，拂灰塵，然後再戴在頭上。這是不良的生活方式，帽子是戴在頭上的保暖、保健用品，弄髒了影響衛生，對保健不利。

☹不宜濕頭戴帽子

這種做法是不當的。濕為「陰邪」，最易傷人陽氣，凝滯血脈。濕邪上侵頭目，易使人昏蒙沉重、精神不振。頭髮濕時，應先用毛巾擦乾後再戴帽子，以免受「濕邪」之害。

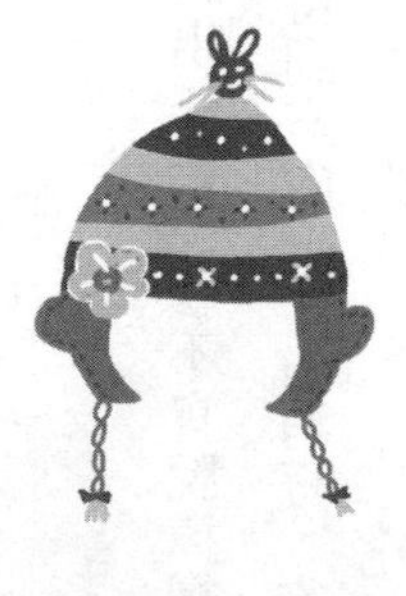

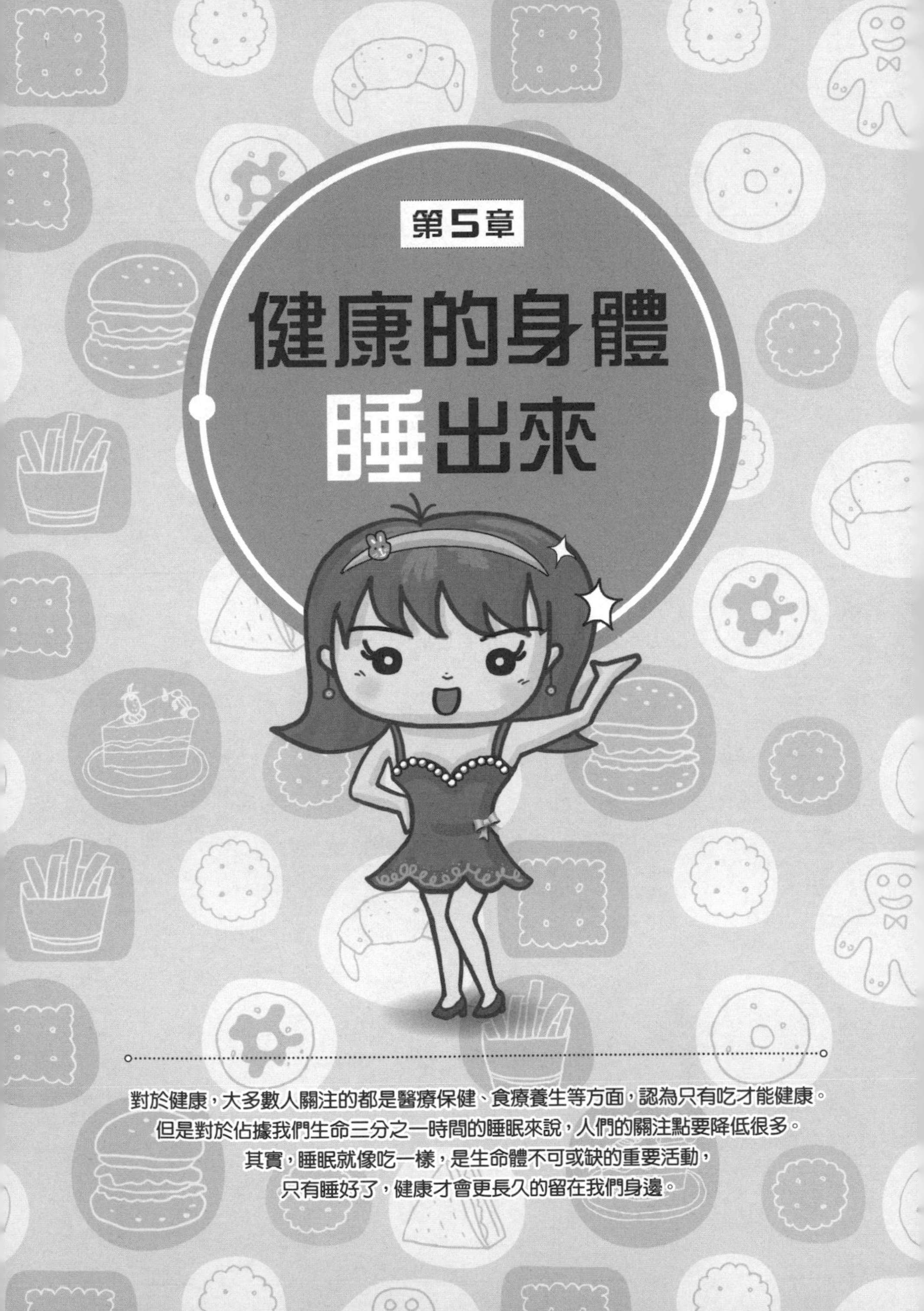

第5章

健康的身體睡出來

對於健康，大多數人關注的都是醫療保健、食療養生等方面，認為只有吃才能健康。
但是對於佔據我們生命三分之一時間的睡眠來說，人們的關注點要降低很多。
其實，睡眠就像吃一樣，是生命體不可或缺的重要活動，
只有睡好了，健康才會更長久的留在我們身邊。

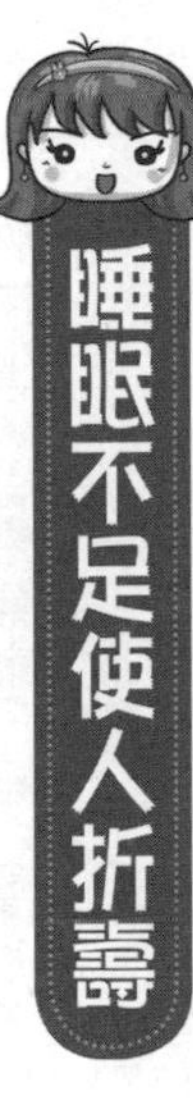

經最新研究發現，因睡眠出現問題而引起的疾病多達八十四種。所以，睡眠不足，會直接影響健康，降低免疫力，甚至縮短壽命。

一般來說，睡眠因人不同，主要是年齡的差異，具體有以下不同：新生兒二十小時，嬰兒平均十六小時，四歲兒童十二小時，小學生九至十小時；中學生八至九小時，成年人七至九小時，老年人八至十小時。但是由於種種原因，很多人都達不到這個要求；從而影響了健康和壽命。

目前，許多人由於某種原因而對睡眠時間大打折扣。比如加班工作、享受夜生活、上網聊天、收看午夜電視等，都不自覺地犧牲了睡眠時間。這種自己破壞自己生理時鐘節奏的生活方式，必將影響自己的身體健康。長期不能睡足覺，不但會加速衰老，還會加重與年齡有關疾病的發生和發展，如高血壓病、心臟病、糖尿病等。

美國專家指出：「睡眠是抵禦疾病的第一道防線。」他們發現，凡是在凌晨三點鐘起床的人，第二天的免疫力會減弱，血液中有保護作用的殺傷病菌的細胞也減少了三分之一，這樣還可能會增加患癌症的危險係數。

人體內的生長激素是在夜間睡眠中釋放的。睡眠不足將導致生長激素分泌減少，而生長激素減少會導致脂肪增加，肌肉減少，身體活力下降，最終導致衰老加速，睡眠不足，調整進食後，血糖值是正常睡眠人的兩倍；睡眠不足，也會阻礙甲狀腺激素的分泌，還會增加血液中緊張激素皮質醇的含量，因此影響調節血糖和肌肉及骨骼中蛋白質和控制體內脂肪的分佈等。

研究表明，人若兩個晚上不睡覺，血壓會升高，免疫力就會降低，使人易受傳染病的侵害。如果每晚只睡四小時，胰島素的分泌量會減少，僅在一周內，就可令健康的年輕人出現前驅糖尿病的症狀；如果連續五天減少三分之一睡眠的人，智力測試成績就會降低百分之十五左右：美國交通事故每三起中就有兩起與睡眠不足有關。

總之，長期睡眠不足的結果是，會釀成「睡眠赤字」和「健康透支」，進而加速衰老，疾病叢生，影響健康，縮短壽命。

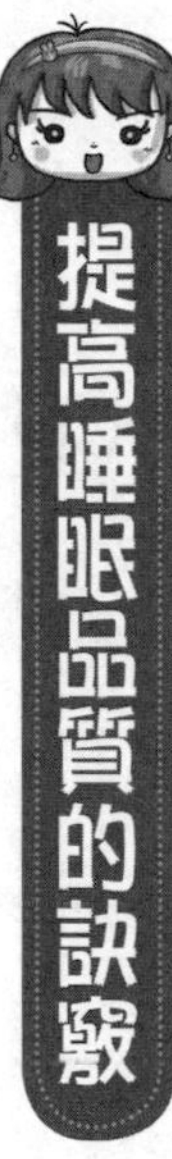

睡眠研究中心主任庫什達博士說，可以計算工作日睡眠時間與週末睡眠時間的平均值，自己把握一個合適的時間段。一旦計算出自己需要多少睡眠，就應該制定一個作息時間表，堅決按照它執行。

首先，每天必須準時上床。一般地說，睡眠最理想的時間是晚上九時至十一時。如若太晚，則難以保證足夠的睡眠，且對皮膚十分不利。最好自然入睡，自然醒來。如果需要鬧鐘叫醒你，也要把它設定在固定時間，這樣有助於調整你的生物鐘。下面就是可提高睡眠品質的十大秘訣。

秘訣一：避免咖啡因、酒精和煙草

當然，這並不意味著完全告別這些不良嗜好，只是在就寢前的幾個小時裏，遠離它們。含有咖啡因的飲料，例如咖啡、茶、蘇打水和巧克力會導致人類神經的興奮，進而影響睡眠品質。而酒精，雖然在某種程度上會讓人發睏，但是這種困倦並不會持續整個晚上，酒精可以發揮鎮定劑的作用，然而隨著身體中酒精濃度的下降，我們的睡眠將會受到干擾。

秘訣二：熱牛奶或草藥茶

牛奶中的鈣可以幫助人體更好地放鬆，如果是熱騰騰的牛奶，效果就更好了。不過，並不是每個人都喜歡牛奶的味道，那麼也可以選擇草藥茶，這些茶專門針對睡眠製造的，對放鬆身心、提高睡眠品質，幫助極大。

秘訣三：冥想行為療法

此療法可以單獨使用，或者配合醫生開出的處方藥。冥想行為療法包含兩個組成部分，分別是冥想和行動，它將幫助您解決精神和生理上所存在的問題，從而避免失眠現象的發生。

秘訣四：創造一個良好的睡眠環境

請注意：就寢的房間對於睡眠品質起著至關重要的作用。保證它黑暗、乾淨並且通風良好。保持室內有合適的溫度。保證在睡眠中擁有足夠的毯子和柔軟的枕頭，要知道舒服的環境才能有好的睡眠。

秘訣五：放鬆身體，按摩、熱水浴

放滿熱水的浴缸對於身心疲憊的人來說最合適不過了，它還會提高我們的睡眠品質。另外，辛苦工作之後的按摩也效果顯著。按摩和熱水浴會驅散精神上的壓力，從而起到提高睡眠品質的效果。

秘訣六：白天不要打盹

在白天的小憩無疑會影響到夜間的睡眠，比起白天的打盹，毫無疑問，夜間的睡眠品質要高出許多。

秘訣七：經常運動

對於辦公室中的上班族來說，身體方面的運動是必不可少的。據調查，那些經常運動的人在睡眠品質方面要明顯優於那些不做運動的人，並且更少出現失眠的現象。每天請保持二十分鐘的戶外活動，讓您的身體達到興奮狀態，這樣晚間才會感到疲勞而乖乖休息。

秘訣八：有一個好的作息時間

生活不能單調乏味，但是身體卻對嚴格的時間安排情有獨鍾。請嘗試每天在同一時間起床和就寢，即使是週末也不要放縱自己。估算出自己每天需要的睡眠時間，然後制定詳細的時間安排，相信您的身體會喜歡這種嚴謹的作息時間。

秘訣九：對床養成正確的認識

床的功能只有一個，那就是睡覺。許多人喜歡在床上讀書和工作，或者看電視，甚至吃東西，這樣會對您的潛意識造成影響，對床的功能產生錯誤的認識。另外，在睡眠之前請不要看電視或者讀書超過三十分鐘。如果那樣，您的精神將會持續在亢奮狀態。最佳的睡眠狀態就是什麼都不去想。

秘訣十：求助於醫生

失眠的原因可能有許多，身體或心理上的，因此個人很難看清自己，而這時候求助於醫生無疑是最為明智的選擇。醫生提供的藥方將幫助您解決頭疼的失眠問題，不過請記住，藥物的使用也存在副作用。

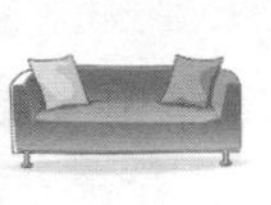

還有，至關重要的是，白天的小憩應該控制在四十五分鐘以內。這個時間足以幫你恢復精力，如果時間過長，醒來後你仍然會感覺昏頭昏腦，而且影響晚上的睡眠。

讓睡眠更優質的幾種食物

想要身體健康、青春永駐，睡眠可是美容護膚的不二法則。妥善運用具有安神、鎮靜功效的飲食調理；進行緩解壓力、消除疲勞的沐浴；使用具有鎮靜安神、催眠功能的竅門，這些可都是優質睡眠的最佳保障。

一、有助安睡話牛奶

牛奶中含有兩種催眠物質。一種是能夠促進睡眠血清素合成的原料L色氨酸，由於L色氨酸的作用，往往只需一杯牛奶就可以使人入睡。

另一種是對機體生理功能具有調節作用的肽類，其中有數種「類鴉片肽」，這些物質可以和中樞神經或末梢鴉片肽受體結合，發揮類似鴉片的麻醉鎮痛作用，使全身產生舒適感，有利於入睡和解除疲勞，而且又不會使人成癮。

牛奶對體虛而致神經衰弱者的催眠作用尤為明顯。臨睡前喝上一杯溫熱的牛奶，既可以補充鈣等多種人體所需要的營養素，又能夠促進儘快入睡，因此是一種絕對安全無副作用的有效方法。

二、食療催眠小偏方

食醋一湯匙，倒入一杯冷開水中飲之，可以催眠入睡並睡得香甜。臨睡前吃蘋果一個。或在床頭櫃上放一個剝開皮或切開的柑橘，讓失眠者吸聞其芳香氣味，可以鎮靜中樞神經，幫助入睡。

洋蔥適量搗爛，裝入瓶內蓋好，臨睡前放在枕邊嗅聞其氣，在片刻之後便可入睡。

三、神經性失眠小偏方

神經衰弱的失眠患者，以下的方法具有鎮靜安神的功能，所以有一定的催眠療效，不僅適合神經性失眠的患者，所有飽受失眠折磨的人都可以選用。

●方法之一：

材料：桂圓肉十克，百合十五克，雞蛋一個，冰糖適量。

做法：將所有材料加水同煮，蛋熟後去殼，直煮至百合爛熟。

●方法之二：

材料：蓮子、桂圓肉、百合各五克，粟米一百克。

做法：將所有材料洗淨一同入鍋煮粥，每天晚餐或睡前半小時食用，連服一個星期。

●方法之三：

材料：新鮮豬心一個，黨參、當歸各十克。

做法：豬心洗淨切開，裝入黨參、當歸同蒸熟，去藥，吃豬心並喝湯。對心虛、多汗的失眠患者療效甚佳。

●方法之四：

材料：核桃仁兩百五十克，黑芝麻、桑葉各三十克。

做法：把上述材料混合攪爛成泥狀，每次取十克左右用溫開水沖服。每天吃三次，一個星期為一療程。

四、有助睡眠的茶湯飲

●龍蓮雞蛋湯

材料：龍眼肉十五克，蓮子五十克，雞蛋兩個，生薑兩片，棗四枚，鹽少許。

做法：將雞蛋隔水蒸熟，去殼，用清水沖洗乾淨；龍眼肉、蓮子、生薑、棗分別用清水洗乾淨；蓮子去心，保留紅棕色蓮子衣；生薑去皮，切兩片；棗去核。瓦煲內放入適量清水，先用猛火煲至水滾，然後放入以上材料，改用中火煲兩小時左右，加入鹽少許，即可食用。

功效：寧心安神，養血潤膚。

●龍眼枸杞茶

材料：龍眼肉十粒，枸杞子三十粒。

做法：將龍眼肉與洗淨的枸杞子共同放入可以容納兩大杯水的暖水瓶內，加滿開水，浸泡十二小時後飲用。每天中午一杯、黃昏或下午一杯。

功效：可令人雙目有神、精神奕奕、睡得香甜。

●蔥白大棗飲

材料：蔥白七根，大棗二十枚。

做法：將蔥白與大棗洗淨，加水煮沸二十分鐘後吃棗喝湯，每晚睡前一次。

功效：養心安神，補脾益腎。

●龍眼芡實茶

材料：龍眼肉、蓮子、芡實各五粒。

做法：將龍眼肉、蓮子、芡實放入燉盅內加適量清水，燉兩個小時，睡前飲用。

功效：這個方法尤適於失眠多夢的患者服用，可靜心安神，促進睡眠。

●五味百合湯

材料：五味子十克，蓮子肉三十克，百合十五克。

做法：將所有材料加適量清水共同煮湯，每日睡前服用一次。

功效：滋肝腎、充血液，安神助眠。

●龍眼酸棗茶

材料：龍眼肉十五克，酸棗仁五克。

做法：將龍眼肉與酸棗仁一起放入杯中，加入熱水沖泡，蓋上杯蓋燜三十分鐘，睡前服用。

功效：養肝、安神，尤適合神經衰弱的失眠患者飲用。

●百合安神湯

材料：生百合廿五克，雞蛋黃一個，冰糖適量。

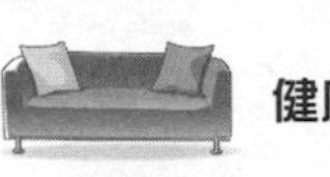

做法：將生百合蒸熟，加入蛋黃，以適量清水攪勻，加入少許冰糖，煮沸後再加入少許水攪勻，於睡前一小時飲用。

功效：清心、安神、鎮靜，經常飲用，可收立竿見影之效。

●三味安眠湯

材料：酸棗仁十五克，麥冬、遠志各五克。

做法：將酸棗仁、麥冬、遠志加水三碗煎成一碗，於睡前服用。

功效：寧心、安神、鎮靜，有催眠的效果。

五、讓人吃出睡意的食物

飲食是最安全的方法，妥善運用具有安神、鎮靜功效的飲食調理，可自然吃出睡意。

●蟲草燉鴨子

材料：鴨子一隻，冬蟲夏草十克，鹽適量。

做法：鴨子去內臟洗淨，將冬蟲夏草放入鴨腹內，縫好切口，加水適量燉熟，用鹽調味，佐餐食用。

功效：滋補肝腎，靜心安神。適用於久病體虛，食欲不振，失眠多夢的患者。

●黨參紅棗粥

材料：黨參三十五克，去核紅棗十枚，麥冬十克，粳米一百克，紅糖少許。

做法：將黨參、紅棗、麥冬加三碗水煎成一碗，去渣後與洗淨的米和水共煮，米熟後加入紅糖服用。

功效：養氣血，安神靜心。對於心悸（心跳加快）、健忘、失眠、多夢者有明顯改善作用。

●百合綠豆乳

材料：百合、綠豆各廿五克，冰糖、鮮牛奶適量。

做法：將百合、綠豆洗淨煮熟後，加入冰糖、牛奶即可食用。

功效：清心、除煩，鎮靜，促進睡眠。

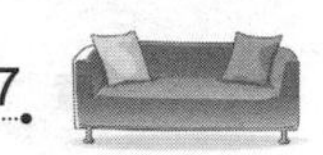

●小米半夏粥

材料：小米三十克，半夏五克。

做法：將小米淘洗乾淨，加入半夏共同煮粥，每晚食用。

功效：小米中含有豐富的色氨酸。色氨酸能促進大腦細胞分泌出一種使人欲睡的神經遞質，使大腦活動受到暫時的抑制，人就容易入睡。

●天麻燉豬腦

材料：天麻十克，豬腦一副。

做法：將天麻與豬腦隔水蒸熟服用，每日或隔日一次，連用五至七次。

功效：補肝益腎，清心除煩，幫助入睡。

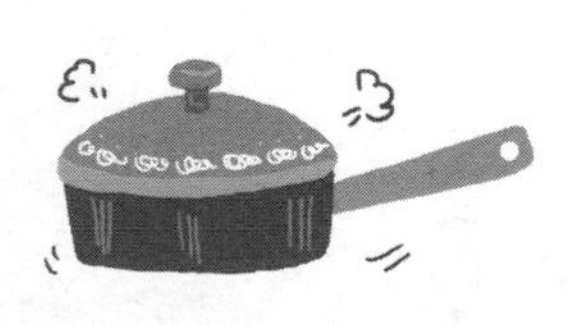

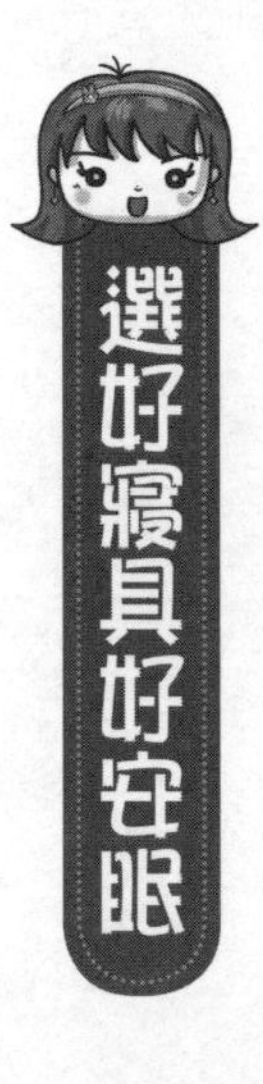

選好寢具好安眠

隨著人們對健康意識的提高，已開始重視睡眠的品質。然而，人們卻忽視了安寢的主要工具——寢具。

一、一張好床

一張好的床墊不但能使你擁有舒適的睡眠，而且對於你自己的身體也大有好處。長期性錯誤的睡姿，尤其是使用不良的床墊，會促使脊椎骨節產生位移，因而刺激脊椎內部神經，導致神經所控制的器官逐漸失去正常功能。符合以下要求的床才是適宜睡眠的床：

☺高低適度

古人主張床鋪以低為宜，而近代的床鋪也都基於古人的思路，但是過低的床，床下通風不良，易於受潮，使寒濕、潮濕易侵於人體，不僅易患關節炎等病，還會使人感到不適，難以安臥。如果睡床過高，當人剛剛睡醒朦朧之際，容易摔跤。高度以略高於就寢者的膝蓋為宜，即一般在零點四至零點五米，這種高度便於上下床，也便於臥者床下取物。

☺軟硬適中

睡床過硬，人睡著不舒服，不利於解除疲勞，難以入睡，睡後易醒。睡床過軟，睡久了會增加腰椎的正常生理彎曲度，加重脊柱周圍的韌帶和椎間各關節的負荷，肌肉被動緊張，久則引起腰背酸痛，甚至使人體的體形發生畸變。而軟硬適中的床，可以保證脊柱維持正常生理彎曲，使肌肉不易產生疲勞。

☺寬窄恰當

睡床過窄，容易發生摔傷，被子也容易掉落地上；睡床過寬，占去房間的面積太多，容易造成空間的浪費。

☺長短適宜

床太短了，會使人伸不開腿，感到不舒服，影響血液循環；同時，對生長發育也有不良的影響，但是，睡床也不宜過長，睡床太長，既佔有較多的面積，也使人感到彆扭。理想的睡床的長度是比就寢者身高長二十至三十釐米。

二、一個舒適的枕頭

睡眠當然不能離開枕頭，枕頭緊貼著人體的「司令部」。因此，用枕是否科學，與人體的健康有著密切的關係。如何用好枕頭，使人舒服而愉快地度過睡眠時光，這裏面還大有學問。

有人受「高枕無憂」的影響，喜歡枕高枕。其實，這是沒有科學道理的。過高的枕頭會造成頸椎前傾，破壞頸椎正常的生理前曲角度，壓迫頸神經及椎動脈，引起頸部酸痛、頭部缺氧、頭痛、頭暈、耳鳴、失眠等腦神經衰弱的情形。

高枕不好，用低枕或乾脆不用枕頭是不是就好呢？枕頭過低或不用枕頭同樣不利於健康。有的人患了頸椎病後認為不用枕頭就能利於康復，其實這種想法是不科學的。不墊枕頭，人仰臥時過分後仰，易張口呼吸，進而產生口乾舌燥、咽喉疼痛和打呼現象。

如果側臥不墊枕頭，一邊的頸部肌肉也會由於過分伸拉、疲勞而導致痙攣、疼痛，出

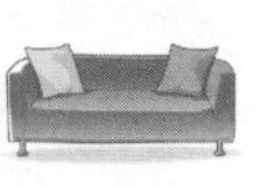

現「落枕」。

不僅如此，枕頭過低還會使得供血不太均衡，容易造成鼻黏膜充血腫脹，而鼻黏膜很敏感，一腫脹便會影響呼吸。如果頸部與肩部在一覺醒來後出現酸痛的現象，那也可能是枕頭太低或不用枕頭造成的。

究竟多高的枕頭才合適呢？簡單地說，符合人體頸椎生理曲度，而又軟硬兼宜、舒適美觀的枕頭最合適。頸椎位於人體脊柱的最上端，包在脖子裏面，由七塊椎骨組成。為了緩衝和減輕行走、跳躍時的震盪，保護大腦，人體頸椎的七塊椎骨並非僅僅垂直疊加而成，而是形成一個圓滑的、朝向前方的弧，這就是所謂的頸椎生理曲度，枕頭的作用就是維持這個生理的曲度。

單人枕的長度以超過自己的肩寬十五釐米為宜，高度以壓縮後與自己的拳高（握拳以虎口向上的高度為拳高）相等為宜。在枕頭的表面，支撐脖子和後面（頸曲）的部分應呈圓柱狀，並有一定的硬度，以能襯托和支撐頸曲為準。而支撐後腦勺的部分應較上述部分低三至五釐米，使之既能支撐頭部，又與頸部的高度相適應。對於特殊的咳喘病人和肺心病患者，枕頭宜高些，有時還需採用半臥位，這都屬於例外。

枕頭的軟硬也要合適。過硬的枕頭，與頭的接觸面積小，壓強增大，頭皮不舒服；反之，枕頭太軟，難以保持一定的高度，頸肌易疲勞，也不利於睡眠，並且頭陷其間，影響血液循環。因此枕頭應選稍柔軟些，又不失一定硬度的。

枕頭還應有一定的彈性，倘若枕頭彈性過強，則頭部不斷受到外加的彈力作用，易產生肌肉疲勞和損傷，如「彈簧枕」、「氣枕」等，都不能算是有利於健康的枕頭。

三、一床好的被褥

被子的重量是個關鍵因素。被子過重會壓迫胸部，導致肺活量減少，易做噩夢；被子應該輕，以使人能夠輕快翻身，呼吸。然而，太輕的被子也可能讓睡覺的人有不踏實的感覺。因此，大家可以選擇有點重量的被子。

被子的薄厚也很重要。從醫學角度講，如果被子太厚會使人睡眠時的體溫過高，新陳代謝加快，汗液排出後容易引起血液黏稠，從而增加心血管梗阻的風險。尤其是春秋季節，應選用蠶絲被等輕薄一些的被子。

被窩內的濕度也是影響睡眠的重要因素。睡覺時，因汗液蒸發，被窩濕度常常較高，使皮膚受到刺激，影響睡眠。選擇透氣性好的被子會給人舒適感。

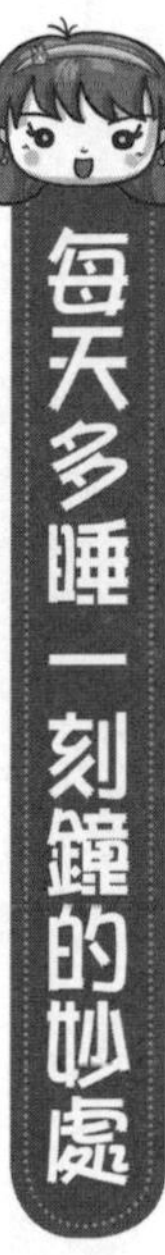

每天多睡一刻鐘的妙處

清晨，通常是發生心腦血管病的「危險時刻」，而最危險的時刻是剛醒的那一剎那。人在睡眠時，大腦皮質處於抑制狀態，各項生理功能維持著「低速運轉」，這時人體代謝降低，心跳減慢，血壓下降，部分血液積於四肢。

清晨一覺醒來，呼吸、心跳、血壓、肌張力等在大腦由抑制轉為興奮的剎那間要迅速恢復「常速運轉」，會導致交感神經與腎上腺興奮，引起心跳加快、血管收縮、血壓上升。經過一夜的體內代謝，尿液和不顯性失水會丟失水分，以致血液變稠、血流緩慢、循環阻力加大、心臟供血不足。所以，醒後如立即下床，對本已負擔過重的心臟來說，無疑是雪上加霜，最容易誘發心腦血管等疾病，甚至造成意外死亡。

因此，清晨醒來的第一件事不是立即穿衣，而是賴床五至十分鐘，採取仰臥姿勢，進行心前區和腦部自我按摩，做深呼吸，打哈欠，伸懶腰，活動四肢，然後慢慢坐起，稍過片刻，再緩緩地下床、穿衣，使剛從睡夢中醒來的身體功能逐步適應日常的活動。

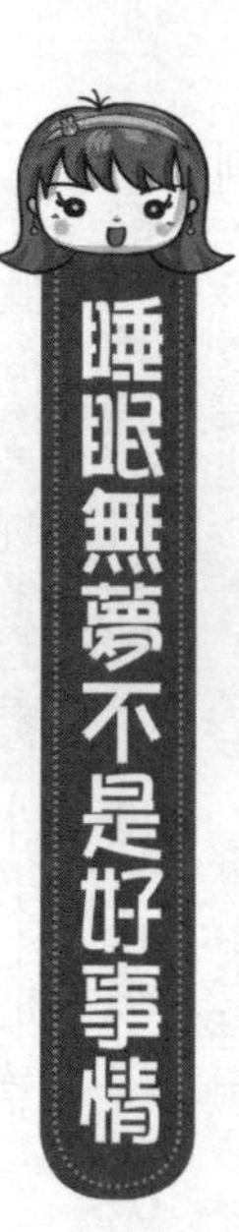

人人都離不開夢，可對夢有好感的人卻不多，大多數人將做夢與睡眠品質差等同起來。但科學家卻持相反的觀點：夢不僅是常見的生理現象，還為我們的健康大業立下了「汗馬功勞」：

☺促進腦發育

夢作為大腦的生理現象之一，是腦發育的需要。

醫學專家的對照研究發現，有夢睡眠與大腦功能活動狀態呈平行關係，例如癡呆兒童的有夢睡眠就比智力正常的同齡孩子少得多，罹患慢性腦綜合症的老人也比同齡健康老人做夢少。

這些研究充分顯示出腦的發育離不開夢的「催化」，夢少並非好事，很可能是腦功能不佳的一種標誌。

☺整理資訊

有位科學家說：「人做夢是大腦在打掃房間。」白天我們經歷很多事情，我們的大腦要時時地記錄，時時地監控，不管是有意識的，還是無意識的。比如，我們的視覺訊息量很大，只要你眼睛一掃，所有的刺激都會跑到你的大腦裏去。當你睡眠的時候，腦子就會重播，一邊重播，一邊整理，然後根據不同的內容，分別把它放到腦子不同的功能裏面。

☺醫治心靈創傷

研究表明：人的精神負擔越重，做夢也越多，奧妙在於人體需要以夢的形式來減輕或消除精神世界裏的「烏雲」。比如，當你遭受到失業或離婚這一類不幸事件的打擊後，不僅夢多，而且夢的情節也很激烈，夢後心情便會得到改善。所以有些科學家認為，心靈的創傷不是靠時間，而是靠夢來治癒的：夢如同流水一樣逐漸沖洗掉痛苦的回憶與悲傷的往事。正如一位科學家所說：「如果沒有夢，我們都會發瘋。」

☺延年益壽

睡眠專家發現，人腦中含有兩類催眠物質，一類催有夢睡眠，另一類催無夢睡眠，如果將催有夢睡眠的物質——有夢睡眠肽入動物體內，有意延長動物的有夢睡眠期，結果這些動物的平均壽命不僅未縮短，反而大大延長。說明做夢不僅無害，而且有延年益壽之功效。

☺促成發明創造

在夜間睡眠當中，夢有時候會帶來頓悟，有時候會促成你的發明創造，例如，德國化學家克庫勒曾夢見一條蛇咬住自身的尾巴，醒來後立即聯想到苯分子並非一個開放的結構，而是一個關閉的環。於是，全世界化學家幾十年都未曾解決的苯分子結構問題，最終由夢解決了。正如英國心理學家伊文思所說：「如果你長期以來一直沉迷於某個問題的思考，你的夢很可能會提供解決問題的契機。」

☺調節心理

從精神分析心理學角度看，夢的意義就在於通過欲望的滿足調節心理。每個人的心靈深處，都收藏了太多不願或不能說出口的欲望。在這些幾乎無窮無盡的欲望中，許多欲望在現實生活中無法即時滿足或根本不能滿足。現實生活中不能獲得滿足的欲望，可以在夢中獲得心理上的滿足，從而調節心理平衡。

由此可見，做夢是人體的一種正常的、必不可少的生理和心理現象。那麼，不做夢會有什麼反應呢？

對此，科學家做了一些阻斷人做夢的試驗。即當睡眠者一出現做夢的腦電波時，就立刻被喚醒，不讓其夢境繼續。如此反覆進行，結果發現對夢的剝奪，會導致人體一系列生理異常，如血壓、脈搏、體溫以及皮膚的點反應能力均有提高的趨勢，植物神經系統機能有所減弱，同時還會引起人的一連串不良心理反應，如焦慮不安、緊張、易怒、感知幻覺、記憶障礙、定向障礙等。

顯而易見，正常的夢境活動，是保證機體正常活動力的重要因素之一，而且夢是協調人體心理世界平衡的一種方式，特別是對人的注意力、情緒和認識活動有較明顯的作用。

無夢睡眠不僅品質不好，而且還是大腦受到損害和有病的一種徵兆。因為夢是大腦健康發育和維持正常思維的需要。倘若大腦調節中心受損，就形成不了夢，或僅出現一些殘缺不全的夢境片段。如果長期無夢睡眠，倒值得人們警惕了。

當然，人要是經常做噩夢或夢遊就一定要就醫了，因為這是一種睡眠障礙上的疾病。長期有睡眠障礙容易導致心臟病、高血壓、動脈硬化、腦血栓的發生。當別人做噩夢時，一定要及時把他叫醒(但聲音和動作要輕),因為在夢魘過程中,很容易造成痛苦。當人起來後,還會帶來情緒的沮喪、焦慮不安、失眠憂鬱、反應遲鈍,如果這樣的情況反覆出現,就會對人體的健康造成威脅了。

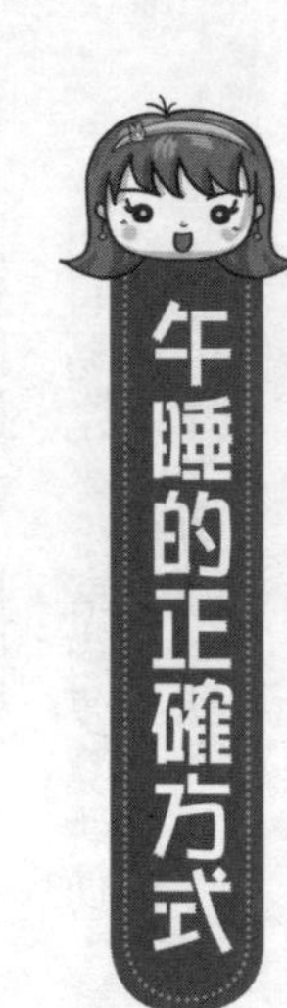

午睡的正確方式

午睡能夠有效補償人體腦力、體力方面的消耗,比喝咖啡、喝茶更有助於緩解疲勞。午睡不但可以增強體力、消除疲勞、提高午後的工作效率,同時還具有增強機體防護功能的作用,對健康大有裨益。但是午睡也要講科學,如果不注意正確的方法,就會出現種種不良反應。

很多人的午睡就是枕在手臂上伏案而眠。其實,這是非常錯誤的午睡方法。趴在桌子上午睡,最直接的損害就是視力。有時候睡醒了從桌子上抬起頭,在幾秒鐘之內眼睛看東西模糊不清,必須要緩一會兒才可以,這就是損害視力的直接表現。眼科醫生認為,趴在桌了上睡覺容易壓迫眼球，使眼睛充血，造成眼部血壓升高，甚至還會引起角膜變形、眼睛弧度改變等，久而久之容易增加青光眼的發病率。高度近視的人，經常伏案午睡會嚴重損害視力。

伏案午睡之後，還會感覺手臂酸麻，有時一覺醒來，會覺得腰酸背痛。這是因為趴在桌子上時，常常用手臂當枕頭，結果壓得又酸又麻。若是經常這樣壓迫胳膊，就會影響到雙臂的血液循環和神經傳導，甚至還可能造成慢性神經性傷害。

有些人伏案午睡之後，不但沒有感覺到輕鬆，反而覺得頭暈、耳鳴、腿軟、乏力，這是因為伏案睡覺而造成的一時的「貧血」。人在入睡後，心率會逐漸減慢，流經各組織的血液速度相對變慢，流入大腦的血液也會因此比平時減少。而午飯後還需要較多的血液流入腸胃幫助消化，如果伏案睡覺，會使腦部缺血更加嚴重，從而出現生理性的腦貧血。

趴在桌子上午睡時，會使人覺得呼吸受阻。這是因為趴在桌子上時，身體的彎曲度有所增加，壓迫胸部，胸廓無法舒展而影響呼吸，使呼吸不順暢。經常這樣容易導致心臟負擔加重而誘發心臟病。

伏案午睡雖然補充了腦力，但卻沒有達到放鬆身體的目的，屬於睡對了一半。真正身心放鬆的午睡應該是這樣的：

睡前不要吃太油膩的東西，也不要吃得太飽，因為油膩會增加血黏稠度，加重冠狀動脈病變，過飽會加重胃消化負擔。很多人習慣午飯後就睡，這時胃剛被食物充滿，大量的血液流向胃，血壓下降，大腦供氧明顯下降，馬上入睡會引起大腦供血不足。所以，午睡前最好活動十分鐘，以便食物消化。

如果條件允許，能躺下睡一會兒是最好的。許多在辦公室工作的人，一般沒有床，但是如果有沙發，最好睡在沙發上，這樣能使身體伸展開，放鬆地進入睡眠。沒有合適的沙發，也可以選擇幾把舒適的椅子，擺在一起，將其中一把椅子的椅背調整為最低狀態，然後靠在上面，腿儘量伸展開放在椅子上，就可以入睡了。若是椅子也不多，可以躺在椅子上，讓頭部「枕」在椅背上，這樣避免了趴在桌子上時出現的各種問題。

專家認為，人們最容易入睡的時間是在早上起床後八小時或是晚上睡覺前八小時，大約是在中午一點鐘左右。因為這個時候人的警覺處於自然下降期，此時午睡，身體會得到很好的休息。

午睡不宜時間太長。專家認為，健康的午睡以十五至三十分鐘最恰當，最長不要超過一小時。如果時間太短達不到休息的效果，時間太長，醒來後又會感到輕微的頭痛和全身無力。

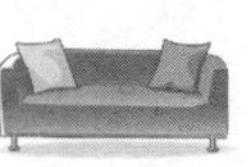

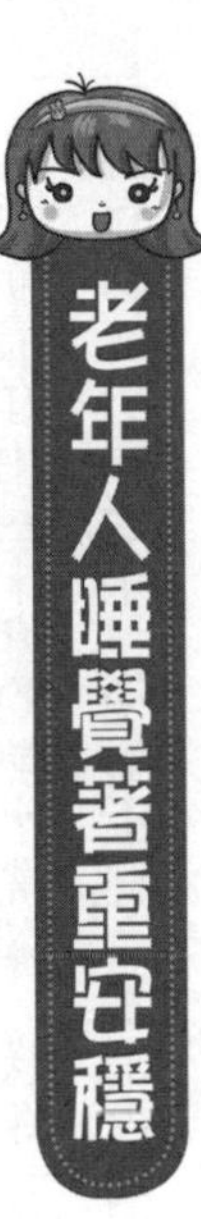

老年人睡覺著重安穩

常言道，「前三十年睡不夠，後三十年睡不著」，睡眠問題時常困擾著老年人。不易入睡，睡眠過淺，容易驚醒，醒後不易再睡，清晨醒來過早，而白天卻昏昏沉沉，總打瞌睡……這些情況幾乎是老年人共同的苦衷。這是因為，隨著年齡增長，人的睡眠能力會逐漸下降，睡眠時間也會漸漸縮短，睡眠品質也會越來越差。

老年人的睡眠有四個特點：一是入睡的潛伏期要比年輕人延長；二是午睡時間較長；三是廿四小時中，總的睡眠時間增加，但夜間睡眠時間有所減少；四是老年人在後半夜常出現覺醒，大約有百分之十五的老年人常於清晨五時以前醒來。但大部分老年人把衰老過程中生理性的睡眠改變，誤以為是失眠，因而服用各種安眠藥，久而久之對身體產生很多不良影響。其實，老年人不要把覺少、失眠當成負擔，而應該把睡眠少而淺看成是生理現象，應晚睡早起，減少在床上的時間，完全打消安睡時間長才算養老的觀念。

那麼，老人要怎樣才能睡得好呢？

老人都喜歡午睡，殊不知老人午睡需要注意許多問題：切忌在午餐後馬上躺下，應休息十五分鐘至三十分鐘再睡；睡覺時間不要太長，以三十分鐘至六十分鐘為宜，否則可能導致夜晚難以入眠；夏天不要在風口下午睡，以免受涼、中風；四季午睡，都應在胸口蓋上毛巾被單，因為老人毛竅空虛，年老體弱，極易受寒發生感冒；每當醒後在床上可伸伸懶腰、用手先搓搓臉，神志清醒後才緩緩下床，既有利血脈通暢，又能防止跌倒。

那麼，老人夜間睡眠又要注意些什麼呢？睡姿在開始入睡時以右側臥最好，仰臥也可以，但晚間睡眠時間長，注意不要把手放在胸脯上，也不要蒙頭睡，以免壓迫心臟搏動和妨礙呼吸。患有心腦血管疾病的老人，冬季不要蓋太厚重的被子，因為這會使全身血液運行受阻，導致腦部血流障礙和缺氧，易突發「半夜卒中」，後果常會危及生命。可選用質輕、保暖性能良好的材料作蓋被，或適當使用電熱毯和增加室溫來解決禦寒問題。選擇的枕頭不要過於鬆軟，高矮要與肩平。床鋪軟硬要適當，老人不宜睡過軟的席夢思床，這易造成生理性彎曲，引起腰背酸疼，最好在硬板床上鋪得稍軟些。

睡前最好用四十度的熱水洗腳，條件允許的老人可用溫熱水擦身，溫水漱口刷牙，這無疑有助於防病延年。晚餐不宜太飽，否則造成「胃不和，則夜不安」。睡前別與他人過多交談，莫看富有刺激性或過於傷感的電視節目，以免造成過於興奮或激動而失眠。年老體弱者，常伴神經衰弱、失眠等症狀，可根據醫生的建議服用適當的鎮靜安神藥，但要在睡前半小時服，當然以少服或不服為好。專家還提示老人應該遵循以下幾點：

- 每天有固定的時間運動，睡前做二至四小時的輕微體力勞動。
- 就寢和起床時間要有規律。
- 早晨適當接受日光照射。
- 每天下午有足夠的戶外活動時間，欣賞一下大自然的景色。
- 晚飯不飲酒，睡前數小時內不喝咖啡、濃茶，可以少吃點零食或喝杯溫牛奶。
- 不要在睡前或失眠時吸煙，尼古丁是刺激劑，會擾亂正常睡眠。
- 最好每晚睡前做同樣的事情。
- 睡前回憶愉快的往事或編撰一個幻想的故事，在愉悅的心情中入睡。
- 減少待在床上的時間，除非是睡覺，尤其不要在床上閱讀或看電視。
- 臥室不要放鬧鐘。
- 分散注意力，不要老是想著自己可能又睡不著了。
- 要積極培養業餘愛好，豐富晚年生活。
- 寢室環境舒適，溫度適當，通風良好。

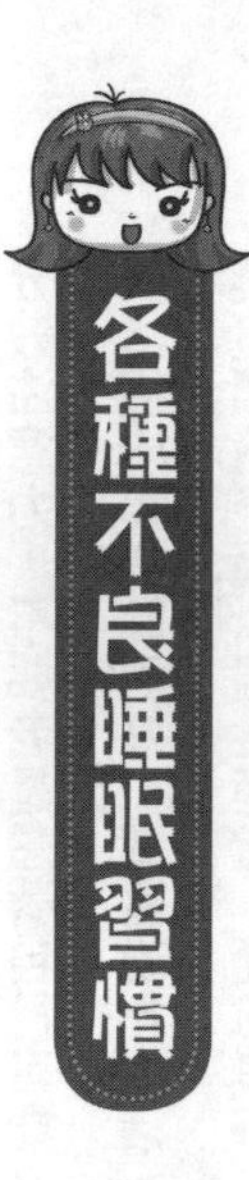

不良的睡眠習慣不僅會影響睡眠品質，還會引發各種疾病，切不可忽視。

☹飯後立即睡覺

飯後，有大量食物在胃裏，為了更好地消化吸收，人體就會增加胃、腸的血流量，因而大腦的血容量就會減少，血壓也隨之下降。如在這時睡覺，很容易因腦供血不足而發生中風。

☹坐著睡

坐著睡可以使心率減慢，血管擴張，流到各臟器的血液也就少了，再加上胃部消化需要血液供應，從而加重了腦缺氧，會導致頭暈、耳鳴。

☹醒後馬上起床

剛睡醒覺時心跳比較慢，全身的供血量也比較少，心腦血管就會相對收縮。如果馬上起床，使得心腦血管迅速擴張，大腦興奮性也加強，這樣很容易出現腦出血。

☹用被子蒙頭睡覺

有些人在睡覺時喜歡蒙著被子睡，這是個不好的習慣，因為對健康非常不利。人睡覺的時候，體內各個器官仍在不停地活動，需要吸進氧氣，呼出二氧化碳。人吸入的氧氣和血液中的二氧化碳會在肺中進行交換，再由血液將新鮮的氧氣送到身體各器官，使之正常運轉，相互協調。

蒙頭大睡時，氧氣的供應會因棉被的阻隔而受限。被窩裏的氧氣會隨呼吸次數的增多而減少，二氧化碳卻越來越多。原來應輸送氧氣的血液裏攜帶著過多的二氧化碳，器官得不到足夠的氧氣而無法正常運轉。

長時間之後，就會引起氣悶、頭痛、眩暈、精神萎靡不振等。

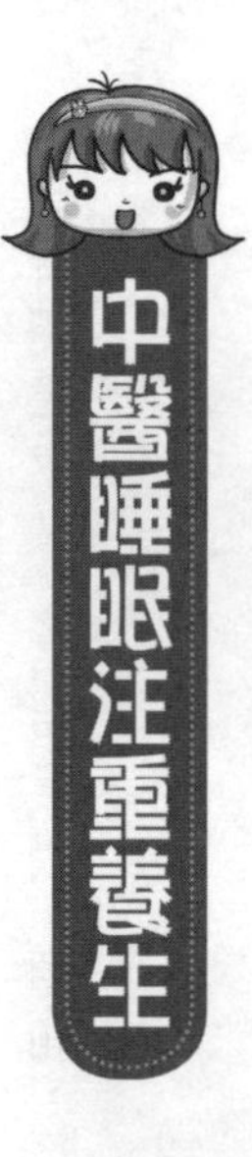

陰陽學說是中醫最基本的理論，它貫穿於整個中醫學中，是多層次、多角度的認識方法。中醫對個體身心發展的認識本於陰陽，陰陽整體論是中醫的基石。

中醫對睡眠的認識，從理論上看，是基於陰陽整體論。

陰陽睡眠學說認為：睡眠是陰陽彼此矛盾變化，維持平衡的一個過程。陽氣入陰便成睡眠，陽出於陰則為覺醒，在整體上與日月陰陽相應，天人一體，保持著陰陽的協調。

對睡眠過程的解釋，《靈樞．口問篇》說道：「衛氣晝日行於陽沒，夜半則行於陰。陰者主夜，夜者主臥，陽者主上，陰者主下……陽氣盡，陰氣盛則目瞑，陰氣盡而陽氣盛則寤矣。」《金匱要略．心典》說：「人寤則魂寓於目，寐則魂藏於肝。」這些文字告訴我們，隨著晝與夜的陰陽交替運行，陰平陽秘，陰陽協調，維持晝夜陰陽盛衰的此消彼長。

我國古代就有人根據中醫思想總結睡眠的經驗以及養生方法如下：

不過飽

中醫講「胃不和則寢不安」，因為晚上人體要休息，脾胃也需要休息，晚餐吃得過飽會加重脾胃的負擔，擾動脾胃的陽氣，從而影響睡眠。

因此，晚餐宜吃七八分飽，並且儘量清淡，以護脾胃清陽之氣。

不過動

睡前不宜劇烈運動而擾動陽氣，包括睡前不宜從事看電視、說話聊天等擾動心陽的活動，而且電視、音響等電器本身的輻射會干擾人體的自律神經。

不過思

脾主思，多思傷脾，且多思易擾動心神。思、動為陽，靜、眠為陰。因此，睡前宜靜養心神，做到「先睡心後睡眼」，助陽入陰以利於睡眠。

不過點

晚上十一時後膽經開陽氣動，人容易精神興奮而睡不著，且極易耗散肝膽之氣，引動外邪侵入體內。因此最好在九時、最晚不要超過十時半睡覺。

☺不受風

風為百病之始，無孔不入。晚上開窗、開空調等會吹散衛護體表的陽氣，吹散以後陽氣再生，再生以後又被吹散，這樣一夜過去就會把人的陽氣淘乾。因此睡前最好關門窗和空調，以保護體表的陽氣。

☺不憂慮

古人說：「先睡心，後睡身」，是睡眠的重要秘訣。心要安靜，如果思緒萬千，憂愁焦慮，自然入睡困難，或睡不熟，早醒。

☺不動怒

《素問．舉痛論》說：「怒則氣上，喜則氣緩，悲則氣消，恐則氣下，思則氣結。」凡情志的變化都會引起氣血的紊亂，從而導致失眠，甚至疾病。所以睡前非但不可惱怒，也應防止任何情緒的過激。

☺不言語

中醫認為，肺為五臟華蓋，主出聲音，凡人臥下，肺即收斂，如果此時言語，則容易消耗肺氣。睡前說話也會使精神興奮，思想活躍，從而影響入睡，導致失眠。

☺不張口

孫思邈說：「夜臥常習閉口」，是保養元氣的最好方法。張口呼吸有許多缺點，不僅不衛生，而且使肺臟易受冷空氣和灰塵的刺激，胃內也容易進入涼氣。

☺不對著火爐

《瑣碎錄》說：「臥處不可以首近火，恐傷腦」。臥時對著火爐，最易火氣熏犯。由於溫度過高，容易在入睡後將被撩開，反而著涼，或夜間起身也易受涼。

相擁而眠害處大

很多感情好的夫妻喜歡相擁而眠，在彼此的呼吸中逐漸進入夢鄉，其實，這種習慣是對健康有害的。

我們知道，在人體內，腦組織的耗氧量最大。一般情況下，成人腦組織的耗氧量占全身耗氧量的五分之一左右。兩個人面對面睡覺時，雙方長時間吸收的氣體大部分是對方呼出來的「廢氣」，導致氧氣吸入不足。

氧氣吸入不足易使睡眠中樞的興奮性受到抑制，出現疲勞，因而容易產生睡不深或多夢等現象。同時，因睡眠中樞興奮受到抑制而出現的疲勞，其恢復過程比較緩慢，使人醒後仍感到昏昏沉沉、萎靡不振。

因此，感情再好，也請在睡眠時給彼此留個獨立的空間吧！轉過身去背對對方，或者乾脆分床睡。

其實，在有些情況下，夫妻分床睡的確是一個明智的選擇。

1. 婦女在月經期、孕期、產褥期、哺乳期「四期」期間，需要得到最妥善的衛生保健，此時夫妻分床是非常必要的。例如，在月經期控制不住而過性生活，易發生女性生殖器官的炎症和月經不調；妊娠早期過性生活，易發生流產，晚期過性生活易引起早產或子宮內出血、感染等；分娩後不久過性生活，可能引發產褥熱；哺乳期年輕母親體力和精力消耗大，加上嬰兒吵鬧，夜晚往往休息不好。

如果夫妻分床睡覺，則可避免上述種種不妥，有益於妻子的「四期」保健。

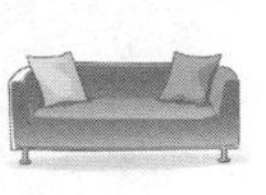

2.夫妻有一方若患病毒性肝炎、肺結核、流行性感冒、細菌性痢疾或皮膚病等傳染性疾病，同床共枕非常容易傳染給對方。此外，妻子若患黴菌性陰道炎或陰道滴蟲，在性接觸中也會傳染給丈夫。

若夫妻分床就寢，很容易實行有理智的隔離，有效地避免相互傳染或交叉感染。

3.夫妻一方因工作需要時常早出晚歸，為避免半夜三更干擾對方睡眠，最好選擇分床而居，以保證充足的睡眠，消除疲勞，恢復體力，對身心自然有益。

4.夫妻有良好的感情基礎，但卻發現彼此間的「性」趣逐漸變淡時，可以選擇分床睡，醞釀「性」趣。還有的夫妻由於對性的需求頻率不同，有時候一個想一個不想，為了屈就對方，反倒弄得不歡而散。在這種情況下，也可以選擇分床而居，不妨等雙方性需求一致時再同床共枕。由此可見，夫妻分床睡好處還是不少的，不僅可以保持「親密的距離感」，為彼此保留一定的空間，營造夫妻間的神秘感和新鮮感，讓感情增溫。

從生理角度看，還能避免一些疾病的傳染，並且避免了相互干擾，使睡眠品質提高。

當然，分床而居雖然是現代夫妻選擇的一種生活方式，但並不適用於所有人。有一些夫妻感情非常好，彼此有很重的依賴心理，分床睡後由於掛念對方，反倒輾轉難以入睡，甚至會給雙方的工作、生活、情感帶來不必要的困擾，對健康則是不利的。

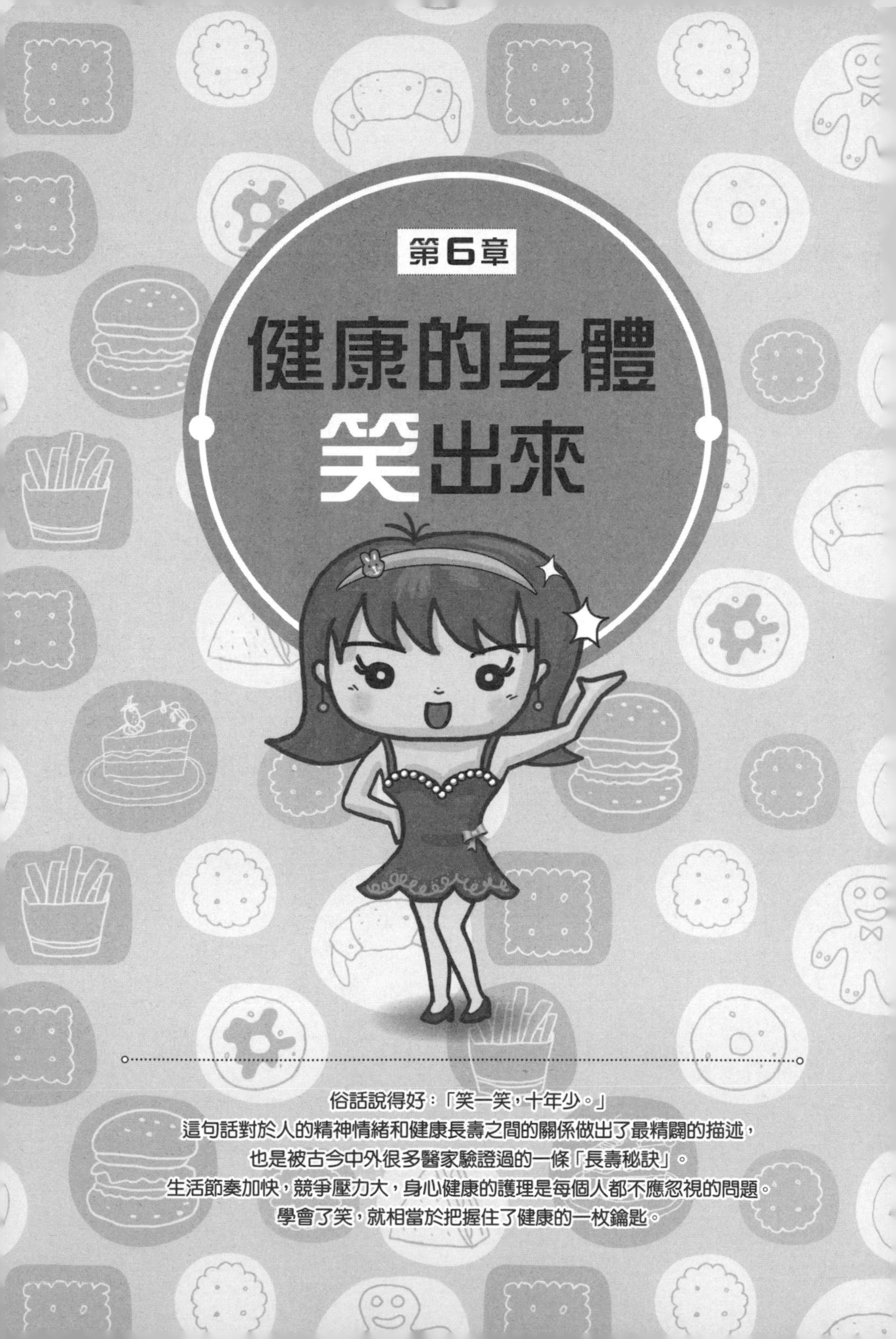

第6章

健康的身體笑出來

俗話說得好：「笑一笑，十年少。」
這句話對於人的精神情緒和健康長壽之間的關係做出了最精闢的描述，
也是被古今中外很多醫家驗證過的一條「長壽秘訣」。
生活節奏加快，競爭壓力大，身心健康的護理是每個人都不應忽視的問題。
學會了笑，就相當於把握住了健康的一枚鑰匙。

不良情緒對健康不利

「哭瞎了眼」、「急歪了嘴」，是民間常聽到的俗語。不要認為這是誇張的說法，它是有著科學根據的。

我國古人早就指出「怒傷肝」、「思傷脾」、「憂傷肺」、「恐傷腎」等情緒致病的情況，現代醫學研究也表明，悲哀、恐懼、憤怒、焦慮、憂鬱、緊張等強烈的或持續的不良情緒對身心健康有重大影響。像我們熟知的消化性疾病，包括胃潰瘍、十二指腸潰瘍等腸胃病病因很多，除生理因素外，生活壓力下長期的情緒緊張，是形成消化性疾病的主要原因。

造成高血壓的原因是多種多樣的，其中情緒變化對血壓的影響是特別明顯的，長時間的緊張情緒往往造成血壓持續升高。

偏頭痛為一側跳動性復發性頭痛，情緒因素在偏頭痛的發病上起重要作用，特別是憤怒、焦慮和挫折情境中，就更容易復發。長期的不良情緒可導致人的生理功能紊亂，甚至產生疾病，可促發蕁麻疹、牛皮癬、濕疹和過敏性皮炎等皮膚病。這些，我們大部分人都有體驗或看到過、聽到過。

不僅如此，不良情緒還對人的容貌有很大的影響。眾所周知，面部的大部分肌肉參與表情活動，其活動直接受情緒的影響。

如果某些表情肌過多地收縮，會使局部皮膚彈性減弱而產生皺紋，故而長時期的焦慮、緊張、憂鬱等不良情緒往往會導致額部、眼角等部位的皮膚皺紋增加，經常緊鎖雙眉的人，兩眉之間會長出一條自上而下的皺褶。

另外，憂慮、急躁、暴怒等情緒還可使面部產生色素沉著，並使痤瘡加重。情緒緊張對毛髮的影響也很大，俗話說「愁一愁白了頭」，這句話雖然有些誇張，但不良情緒確實會使人的頭髮變白。

此外，極度的恐懼、緊張會導致頭髮脫落。因此，為了使我們的容顏不變醜，為了推遲我們的衰老，我們就要及時消除不良情緒，讓自己永遠保持快樂。

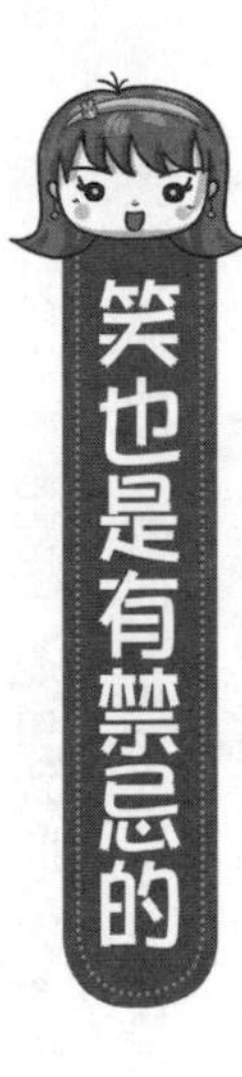

笑也是有禁忌的

人們常說「笑一笑，十年少」；正常情況下，人處於高興的狀態之中對身體有益，因為「喜則氣緩」，笑能緩和緊張情緒，使人心情舒暢。喜悅時人體氣血運行加速，面色紅潤，禦寒能力、抗病能力都會有所提高。另外，人在心情愉悅時，會導致思維敏捷，想像力豐富，創造力也會增強。

但是，如果過於高興則對身體有害，「過喜」會使心氣渙散，神不守舍。

《靈樞．本神》說：「喜樂者，神憚散而不藏。」《醫碥．氣》說：「然過於喜則心神散蕩不藏，為笑不休，為氣不收，甚則為狂。」

關於這一點，有一個典型的事例，那就是范進中舉的故事。

《儒林外史》中，五十多歲的范進中了舉人，「歡喜狠了，痰湧上來，迷了心竅」，笑了一聲道：「噫！好了！我中了！」一跤跌倒，牙關咬緊，不省人事，幸好老太太用水灌醒，卻又瘋瘋癲癲，語無倫次，岳父胡屠戶打了他一巴掌，騙他說沒中，才恢復正常。

過喜不但會使人發瘋發狂，還可能會引起其他疾病。《醫醇剩義・勞傷》說：「喜則傷心，此為本臟之病，過喜則陽氣太浮，而百脈開解，故心臟受傷也。」人過喜之時，經常出現心慌、心悸、失眠、多夢、健忘、多汗、胸悶、頭暈、頭痛、心前區疼痛等症狀，也會神志錯亂、喜笑不休、悲傷欲哭、多疑善慮、驚恐不安，這樣可能會導致一些精神、心血管方面的疾病發生，嚴重者還可危及人的生命，如大喜時造成中風或突然死亡，中醫稱之為「喜中」。《岳飛全傳》七十九回，牛皋抓住金兀術以後，騎在他身上，由於過度興奮，哈哈大笑而死。這種「笑死人」的情況，就是《黃帝內經》中所述「大喜傷心」的道理。加拿大有一位貧窮的鞋匠，在確知自己中了千萬元的巨彩後，竟「因樂暴亡」，直到入殮之時，仍面帶笑容。

這種因過度興奮造成的猝死，時常發生在中老年人中間。人過中年，全身的動脈均會發生程度不同的硬化，營養心肌的冠狀動脈當然不會例外。如若心臟劇烈地跳動，必然增加能耗，心肌將會發生相對的供血不足，從而出現心絞痛甚至心肌梗塞、心搏驟停。

此外，「過喜」還可致血壓驟然升高，健康的人尚可代償，若已患高血壓病，過度興奮就會導致「高血壓危象」，表現為突然頭暈目眩、噁心嘔吐、視力模糊、煩躁不安。「高血壓危象」儘管可能只是持續幾個小時，卻可由此引起腦血管破裂發生猝死。

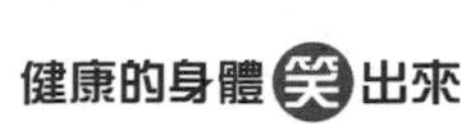

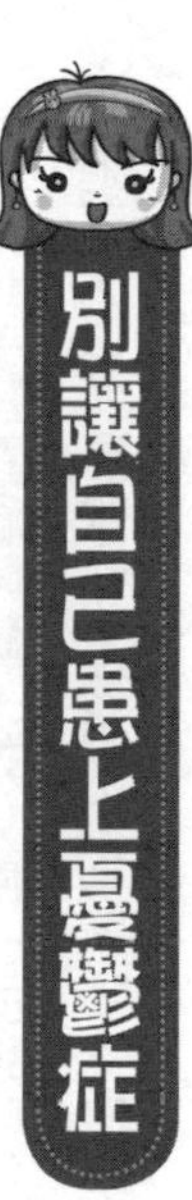

世界衛生組織（WHO）已預測憂鬱症、癌症及愛滋病將成為廿一世紀的三大健康殺手，而大部分上班族都患有不同程度的憂鬱症。那究竟什麼才是憂鬱症呢？憂鬱症具體表現為以下六種症狀：

☺神經性憂鬱症

表現為持續的情緒低落，常伴焦慮、軀體不適、睡眠障礙、有自制力、有求治要求、無幻覺、無妄想及離奇的言行，此屬輕型憂鬱症。

☺精神病性憂鬱症

是一種嚴重的疾病，精神運動性遲滯，睡眠障礙（尤多見早醒），有晨重夜輕的特點，常伴食欲減退、體重下降、自責自罪、性欲缺乏、有自殺企圖和自殺行為，常有明顯的家族史。

☺反應性憂鬱症

是一種由各種精神刺激（如失戀、離異、失業、被強暴等）而誘發的疾病。憂傷的內容往往與所受的刺激有關，常伴有焦慮、易激動，但各種行為動作、思維活動尚正常。

☺隱匿性憂鬱症

憂鬱症情緒不明顯，但各種軀體症狀，如頭痛、胸悶、失眠、體重下降等甚為突出，易誤診為神經官能症。

☺更年期憂鬱症

發生於更年期，常以某些精神因素或軀體因素為誘因，伴有明顯的焦慮、自責自罪、疑病理念，有自主神經功能失調和性功能減退的症狀，但智慧良好。

☺繼發性憂鬱症

可繼發於精神障礙，如焦慮、強迫症、精神分裂症等；可繼發於軀體疾病，如肝炎、流感等；也可繼發於藥物的不良反應，如利血平、皮質激素等。

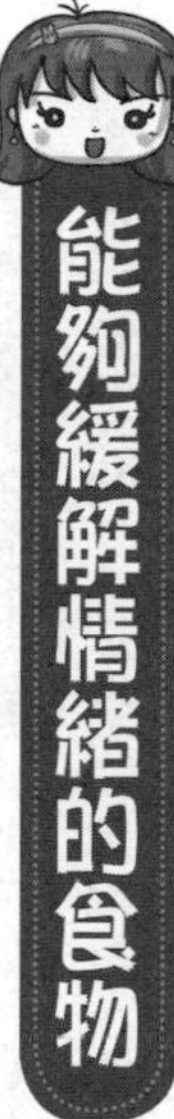

能夠緩解情緒的食物

有研究發現，某些異常情緒或行為，除了與疾病、遺傳和環境等因素有關外，還可能是營養缺乏所致。特別是女性和兒童，由於偏食或挑食，體內某些營養成分過多或不足，最後可能導致生理或心理上出現異常。比如缺乏維生素B群、維生素D或碳水化合物，就可能導致脾氣變壞。

專家認為，如果人們感到憂鬱或焦慮，可能就是缺少維生素D所致。此時應該補充牛奶和優酪乳，或者曬曬太陽。如果覺得憤怒、疲憊和虛弱，很可能是缺少「好」的碳水化合物，這時需要多吃燕麥、大麥、豆類和紅薯等，也可以選擇吃蘋果、梨、柳丁、草莓、西瓜、鳳梨等水果。

人在缺乏維生素B群時，情緒就會發生變化。維生素B群主要有維生素B_1、維生素B_2、維生素B_6和維生素B_{12}等，它們通過對神經系統的調控間接影響人的情緒。其中，維生素B_1被稱為精神性維生素，它對人的神經系統和精神狀態有一定影響，如果人體缺乏維生素B_1，就可能變得脾氣暴躁、喜怒無常。

維生素B_6參與色氨酸、糖和雌激素代謝，維生素B_6對女性的作用更明顯，特別是月經前口服避孕藥的女性，更應增加維生素B_6的攝取，如果攝入不足，容易情緒激動、困倦和急躁。維生素B_{12}負責核酸和氨基酸代謝，同時也管理著人體神經系統的完整性。維生素B_{12}缺乏可能會讓人覺得腦子麻木，甚至有點反應遲鈍。所以在日常生活中，一定要注意多吃富含維生素B的食物，維生素B能使人感覺精力充沛，改善煩躁、易怒以及憂鬱的心情。

人體所需要的全部維生素B均可以從食物中獲取，下面這些食物均富含維生素B：

富含維生素B_1（硫胺）的食物：麥芽，豌豆，糙米，扁豆，豬肉，全麥麵包。

富含維生素B_2（核黃素）的食物：強化穀物，牛奶，杏仁，椰菜。

富含維生素B_3（煙酸）的食物：鮪魚，雞肉，鮭魚，強化穀物，花生。

富含維生素B_5（泛酸）的食物：優酪乳，鱷梨，甘薯，蘑菇，雞肉。

富含維生素B_6的食物：強化穀物，香蕉，鮭魚，菠菜。

富含維生素B_{12}的食物：雞肉，牛奶，雞蛋。

富含葉酸的食物：強化穀物，扁豆，橙汁。

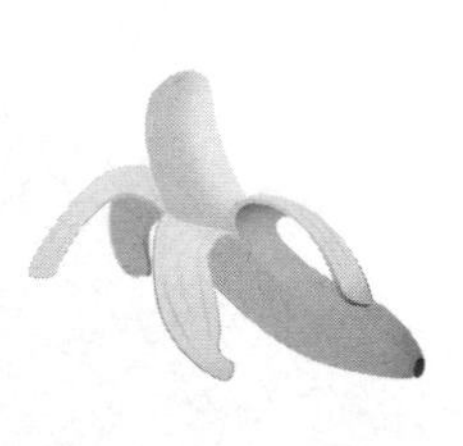

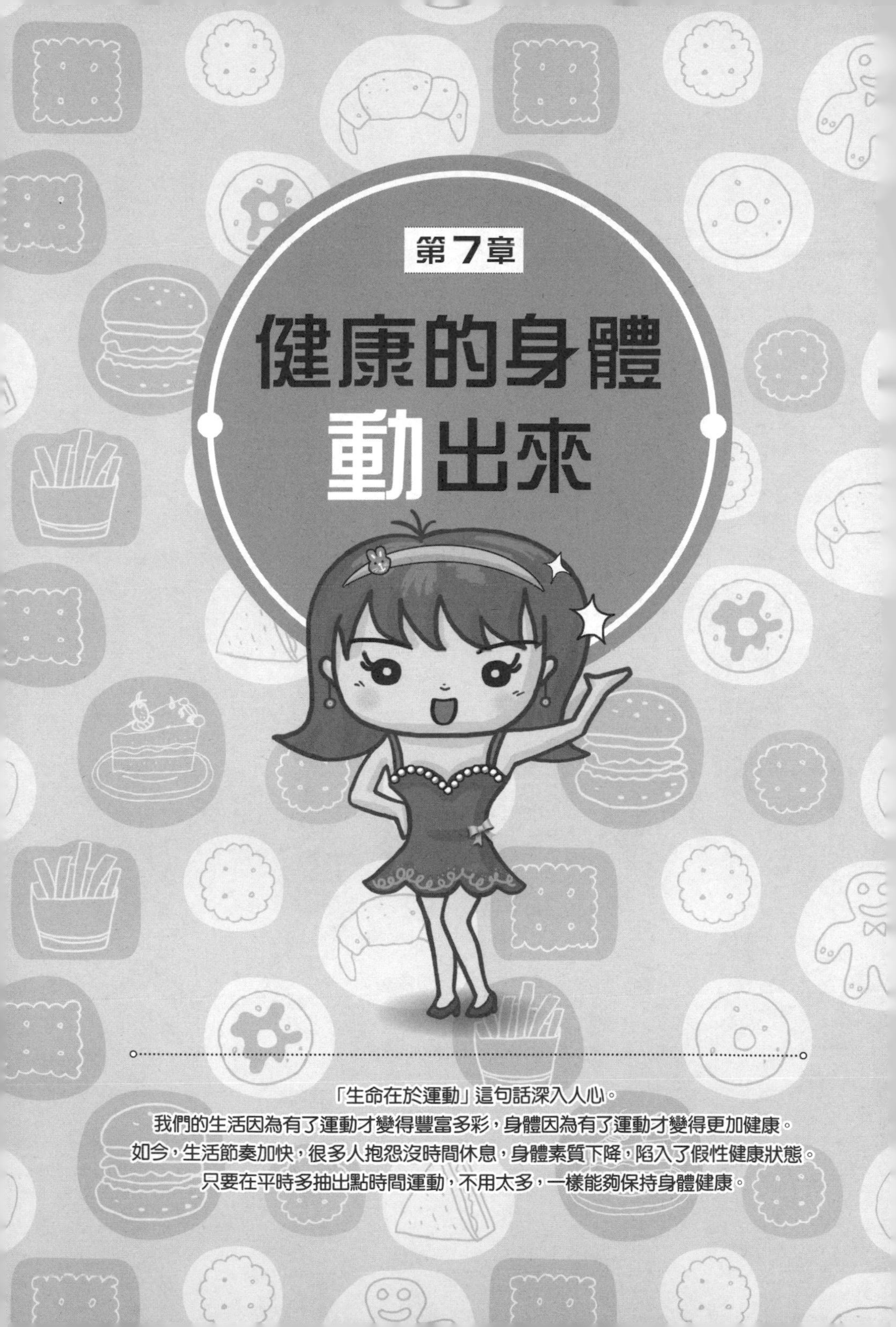

第7章

健康的身體動出來

「生命在於運動」這句話深入人心。
我們的生活因為有了運動才變得豐富多彩，身體因為有了運動才變得更加健康。
如今，生活節奏加快，很多人抱怨沒時間休息，身體素質下降，陷入了假性健康狀態。
只要在平時多抽出點時間運動，不用太多，一樣能夠保持身體健康。

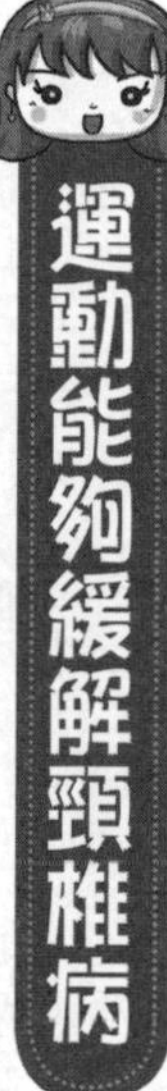

運動能夠緩解頸椎病

為什麼現代人的生活環境和工作條件如此進步，反而有這樣多的人出現骨關節問題？大多數四十歲以上的人，或多或少都能在自己的身上找得出一點肢體上的問題，如上肢無力、頸椎骨質增生、肩膀痛、腰痛、髖關節不適、膝關節痛及陣發性小關節痛等。

為什麼這麼多的人肢體上出現問題？許多人認為是由勞累、受涼或是受傷引起的，其實，大家只說對了一個方面。

很多頸椎病的患者只是盯住X光片上的骨骼是不夠的，因為提高頸部韌帶的品質和肌肉的力量，才是緩解症狀的重要途徑。

此外，還有一點值得我們注意：由於骨骼不僅是人體抗壓、抗彎及起支撐作用的器官，還是人體所必需的礦物鹽（主要是鈣和磷）的儲備倉庫。不運動、沒有體力勞動或某個關節使用過度，都會引起人體骨量、骨強度的變化，造成人體的不適。

一、引發頸椎病的常見原因

1.由頸椎骨增生引發的骨刺、椎孔變窄等引發的壓迫神經根、脊髓、椎體動脈等，從而造成肢體的疼痛、麻木無力，重者造成肢體萎縮、喪失運動能力等。

2.由骨質疏鬆症而引發的頸椎骨骨性變化、骨的微觀結構退化，由骨吸收所致表現為骨小梁變細、變稀，乃至斷裂。

這實際上是一種微骨折，致使頸部疼痛，如椎體鑲嵌式壓縮性骨折、椎體骨裂等。此時出現頸椎變形、錯位等現象，由此引發許多頸部不適現象，如頭的轉動受限、靈活性下降等，嚴重者甚至還會出現肢體的運動障礙。

3.頸部的運動不足、運動方式不合理，如每天頸部只保持單一的頭部姿勢等。

由於肌肉、韌帶在單一的運動中伸張受限，造成肌肉、韌帶功能性退化，由於肌肉力量、韌帶彈性張力下降，往往會引發頸椎滑脫及形成肌肉韌帶的無菌性炎症等。

這與日常生活中人們不太注意頸部的鍛煉有著密切的關係。

二、頸椎和脊柱的鍛煉原則

1.對中老年人來說，應該積極地去減緩脊背自然衰老過程，不運動不行，過度運動也不行。

2.青少年時期，應盡可能地去創造脊柱品質高峰值（主要是指合理的脊柱的負荷運動），從而降低成年後的發病率。

3.任何頸椎和脊背問題，都不能主動地放棄對這些部位的運動鍛煉。因為放棄運動鍛煉，會使你的頸椎和脊背功能進一步下降，甚至完全喪失。

4.凡脊椎有問題，必須要通過特殊的專門鍛煉。它可以幫助加強局部肌肉力量和韌帶的彈性強度，把握正確姿態，形成良好的習慣。

三、預防頸椎疾病重在運動

1.預防頸椎病的最好方法是運動。如果你的頸部每天都是處於單一的活動中，一定要主動進行頸部活動，如頸部操、頸部按摩、肩背部扣打等。

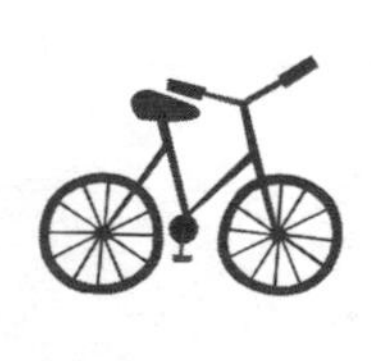

2.頸部放鬆的最好階段，是晚上的睡眠過程中。但是，由於我們習慣的睡姿、枕頭的大小高低等因素，使本應該得到休息的頸部沒有得到應有的效果。建議每天晚睡前將一個小枕頭放在頸部平躺十分鐘，盡可能讓頸部得到放鬆。

3.增加頸肩的力量練習。

☺「隔牆看戲」法：

「隔牆看戲」的意思就是設想面前隔著一道牆，你墊起腳，把身體拉高，把下巴收起來，使勁隔著牆往那邊看。這個動作對於頸椎和脊柱來說，是一個非常好的練習方法，堅持一定時間之後，你會發現你的頸椎和脊柱得到了有效鍛煉。對於老年人來說，肌肉把一個人拉長、拉高，這還是防止身高下降的好方法。孩子每天做這個動作，對拉長身高也會非常有好處。

☺「十點十分操」法：

這節操包括兩個動作，第一個動作是兩手側平舉（到達時鐘九點一刻的位置）；第二個動作是兩胳膊上舉，到達時鐘十點十分位置。這節操就是從九點一刻到十點十分之間來回上下擺動，像飛鳥一樣，可以鍛煉頸椎的肌肉。建議每天堅持做兩百下。在你一口氣能做兩百下之後，你就會發現頸椎這些問題在你身邊會悄悄地溜掉。

如今，我們的脖子真的很「缺練」。中老年朋友晚上出去散步的時候，不妨加上一個動作，就是把你的手舉到十點十分的高度，每天走兩百步。剛開始你會發現脖子、肩肌肉非常酸，一段時間後，頸椎出現的問題慢慢消失掉了。

頸椎病決不是單一的病症，它的產生與全身的骨骼肌肉機能狀態下降有著密切的關係。因此，防治頸椎病要與提高人體的綜合體質緊密結合起來。這裏包括：合理的骨負荷運動、肌肉的全面鍛煉、改變不良的生活習慣等。如果目前你的頸椎病很嚴重，切記不要盲目鍛煉，應先求醫瞭解病症產生的原因和現在的病況，才可對症而練。

健身只需簡簡單單手指操

如今心腦血管病的發病率、致殘率和死亡率日趨增高，已經成為威脅現代人生命的頭號殺手之一。而手指操對心腦血管病有獨特療效。手指操具有簡單靈活、容易掌握、方便隨意的特點，可以在辦公室中、公車上、看電視時練習。

我們知道人體全身的十二條經脈中有六條循行手部，與全身的臟腑、組織器官相通。例如，肺經穿過拇指，大腸經穿過食指，心包經連接中指，三焦經溝通無名指，小腸經行經小拇指等。而且與腳部一樣，內臟在手部也有各自的反射區。所以，手部的運動，幾乎可以緩解全身所有的疾病。另外，手的自由活動程度，取決於大腦的支配。經常活動手指，可以刺激大腦。

通過觀察不難發現，從事精巧、細緻的手工工作的人員很少會患有腦萎縮或老年性癡呆症等大腦類疾病。經常活動手指還可以達到鍛煉大腦，預防老年癡呆的功效。

1. **交替使用左、右手**。避免單一使用左手或右手，由於左手受右側大腦支配，右手則受左側大腦支配。交替使用和鍛煉左、右手，可以更好地開發大腦右半球和左半球的智力。

2. **鍛煉手部皮膚的感覺**。可以經常給手部皮膚以適度的刺激，如將雙手交替伸進熱水中，用梅花針輕叩手掌，以此鍛煉神經反射功能。

3. **增強手指的柔韌性**。如經常做伸、屈手指運動，練習書法、繪畫，反覆解按衣扣等，這些小動作的鍛煉有利於提高注意力和工作效率。

4. **增強手指的靈巧性**。讓手指常作一些較精細的活動，來增強大腦和手指間的資訊傳遞效率，如打球投籃，擺弄智力玩具等。要邊做邊思考，手腦齊動，健腦效果更好。

5.指尖運動療法。指尖運動療法是通過活動指尖的神經末梢，從而達到刺激神經，強身保健，防治疾病的方法。指尖運動療法具有調節胃腸功能、消除緊張情緒、增強記憶力、減肥烏髮、強身健體等作用。指尖運動有多種，根據保健或防治疾病種類的不同，動作也有所區別。

6.保健強身。右手握住左手手腕，輕輕轉動按摩三十次；然後替換左手握住右手手腕，輕輕轉動按摩三十次。再用雙手食指尖按摩雙腳的大腳趾、二腳趾各兩分鐘。接下來，用食指指腹按壓對側腳底的湧泉穴，邊按壓邊呼氣，如此反覆，共八次。再用一隻手轉動核桃或乒乓球，以刺激食指根部偏拇指側，兩手交替進行，各三十次。最後用核桃或乒乓球轉動刺激肘關節內側彎曲部，各二十次。

7.調整胃腸功能。端坐在板凳上，將雙膝分開，兩手放於大腿間抓住板凳的邊緣，深吸氣並用力抬凳；然後把核桃放在足三里穴位上，同時輕輕按壓轉動，早晚各三分鐘為宜；最後將左右食指相鉤於胸前，並用力向兩側拉伸，拉伸時作深吸氣，放鬆時用口漸漸呼氣。

8.消除緊張情緒。在掌心放兩枚核桃，用指尖輕輕撥動核桃；順時針和逆時針方向分別撥動三分鐘；用一隻手的拇指和食指捏住對側小指尖端，輕輕揉捏；最後將雙手合疊於胸前，兩手指尖相鉤，用力上下運動後向兩側拉伸，拉伸時呼氣，放鬆時吸氣，反覆十次，注意運動時力量要集中於無名指上。

9.增強記憶力。雙手握住兩枚核桃，沿順時針和逆時針方向慢慢轉動，使核桃摩擦發出聲響，左右手各三十至五十次左右；然後，用雙手的食指、中指和無名指的指腹，在頭部的風池穴上輕輕按摩；最後，將雙手食指用一條橡皮筋套住，然後慢慢轉動，充分活動手腕和肘部二至三分鐘即可。

10.減肥烏髮。將雙手食指相鉤於腹部，用力向兩側抻拉，用力抻拉時慢慢呼氣，並收腹，然後放鬆手指，慢慢吸氣，反覆共十次；然後，端坐於床上，伸直膝肘，兩手向前平舉，以拇指緊壓食指而握成拳狀，雙腳合攏，腳尖自然放鬆，上身緩緩向後傾斜，收腹挺胸並保持平衡六秒左右，反覆動作三次。再用雙肘將木棒反背於脊背上，來回活動二十次，將乒乓球按壓在背側的手腕上，用手輕輕按壓轉動，兩腕各活動三十次；最後，將雙手充分伸張，手指伸直，用十指指尖輕輕按摩頭部，早晚各兩分鐘為宜。需要注意的是，指尖按摩療法只限於病情較輕的慢性病，如果病情較重應去醫院診斷治療。指尖按摩療法只有長期堅持鍛煉，才能收到良好的療效。

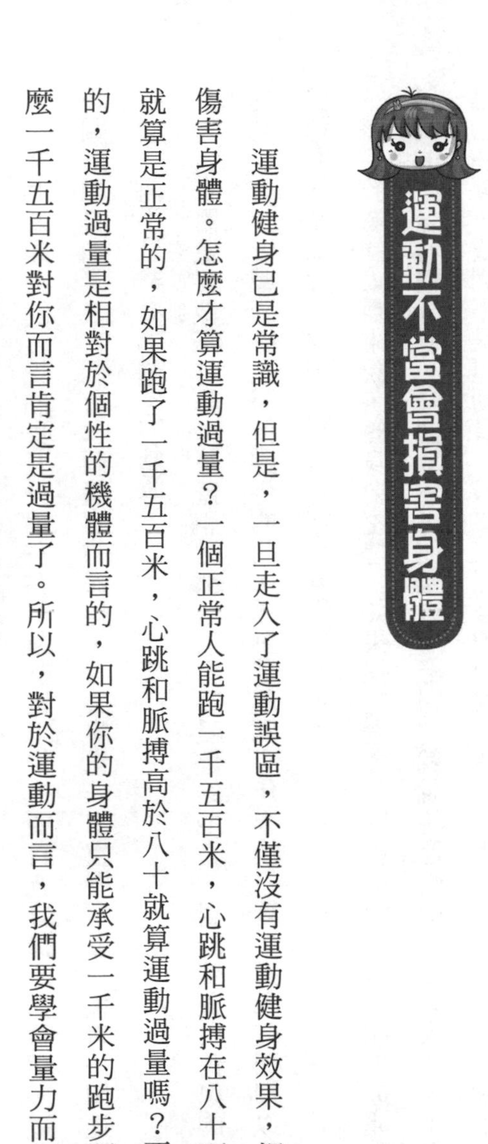

運動不當會損害身體

運動健身已是常識，但是，一旦走入了運動誤區，不僅沒有運動健身效果，相反還會傷害身體。怎麼才算運動過量？一個正常人能跑一千五百米，心跳和脈搏在八十下左右，就算是正常的，如果跑了一千五百米，心跳和脈搏高於八十就算運動過量嗎？不是這樣的，運動過量是相對於個性的機體而言的，如果你的身體只能承受一千米的跑步距離，那麼一千五百米對你而言肯定是過量了。所以，對於運動而言，我們要學會量力而行。我提倡步行，步行安全有效，不會發生任何損傷。

運動傷害

我們都不是運動員，在一天的忙碌後繼續進行兩小時的運動，身體不但不能放鬆，反而像加了夜班一樣透支。在運動中，我們要學會保護自己，避免損傷的發生。有一個中年朋友，看公園裏老人的太極拳很好，跟著學了很久，後來反而不去了，原來他的腿筋拉傷了。太極拳本身對身體的每個部位筋和肌肉的放鬆有一定的要求，如果還沒有放鬆就開始運動，會造成損傷。他自從上班以後到步入中年，根本沒有踢過一場球，沒有打過一次比賽。在打太極拳的時候，他要求自己的所有動作都要和老師做的一樣標準，殊不知二十年過去了，體能早不如前，肌肉萎縮，關節僵硬，要想將腿抬到頸部的高度，萬萬是做不到的。即使是按部就班進行溫和的強度鍛煉，也會因為不注意熱身，鍛煉的強度或者頻率過大過猛而出現損傷。如何避免運動損傷呢？

在開始運動前，先熱身五分鐘左右，運動結束後也要有五分鐘冷卻時間。這是為了保護關節和肌肉，讓它們有一個適應的過程，對心臟也非常重要，讓心臟有一個逐步適應的時間，而不是給心臟過度的刺激。

對身體還要做好防護，膝蓋和肘部是最容易受傷的地方。對於膝蓋有舊傷的人，運動的時候一定要戴護膝。堅持跑步的話，運動鞋起碼半年要換一雙，運動鞋磨損以後，人體與地面的摩擦力會減小，容易造成膝蓋和腿部受傷。

對於業餘人員來說，健身要堅持，如果操之過急，則會欲速不達。如果你運動以後感覺到的不是心情舒暢、身體放鬆，而是很不舒服，就說明運動的強度太大了。不必挑戰自己的極限，我們不是運動員，只要按照身體的狀況進行鍛煉，體質就會越來越好，有些運動完全可以等到身體達到這個程度的時候再做。

值得注意的一點是，一些人很久不運動了，心臟供血功能已經不能應付劇烈運動，如果突然心情好，參加一下劇烈運動，會增加心肌梗塞的危險。甚至一些事例證明，長期運動的人，也不斷有人死於心肌梗塞，所以成年人從事劇烈運動要慎重。開始運動以前，最好去體檢一下，看看身體有沒有什麼異常，有可能的話做一下運動強度測試，確定身體一切止常再開始鍛煉。

有一個指標能夠反映出運動強度是否有問題。如果你運動完立刻感到非常餓，說明運動強度有問題，或者運動方式不恰當。因為運動強度合適，運動方法沒有問題，運動完不會馬上覺得餓。我們的身體是個很微妙的系統，能向我們傳遞一些信號，要相信自己的身體信號，及時調整運動強度和方法，不要讓身體遭受損傷。

☺運動「三有」和「三不」

「三有」是指有恆、有序、有度；「三不」是指不攀比、不爭強、不過量。

有恆是運動要持之以恆，這種堅持不僅是對毅力的培養。事實上，運動帶給身體的益處，如加速新陳代謝、提高神經系統的興奮性等，有個「生理效應的時間窗」，大約在四十八至七十二小時左右。在這個時間範圍內，堅持運動，健身效果就會累計疊加。反之，間斷下來，健身效果又要從零開始，自然會打折扣。有序是指運動要循序漸進，一開始就選擇大劑量的運動，心臟驟然加快跳動、血壓上升等，可能引起危險。有度是指每次運動要適度。有些人鍛煉，不管當時的身體狀況如何，往往強迫自己必須達到某個標準。其實，心跳、血壓、承受耐力的程度……人的生理指標每天每刻都在變化，鍛煉也要隨之而變。今天身體狀態好，就走一萬步，狀態不佳，走五千步也行，只要身體不感到特別累，微微出汗就可。不攀比、不爭強，是指運動應保持正確的心態。運動能夠讓人得到心靈的滿足，保持平和自然的心態，才能真正融入其中，享受獨到的樂趣。

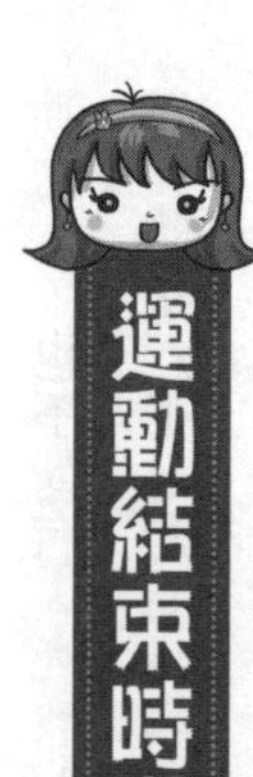

運動結束時喝水要注意

有些人從事完劇烈運動後，感到非常口渴，於是拿起水就喝，有時甚至會喝冰凍的冷飲，覺得這樣才過癮，事實上，這種習慣非常不好。人在劇烈運動之後，排汗量會迅速增加，而且由於呼吸加速及增強，口腔與咽喉部位的水分蒸發較快，唾液分泌減少，因而形成咽喉部黏膜乾燥，引起口渴的感覺，其實並不一定缺水，通常只要用水漱漱口或飲用少量的水便可以了。

如果劇烈運動後飲用大量的水，反而會使胃部膨脹，妨礙膈肌活動而影響呼吸；同時，亦會使胃酸濃度降低而影響消化機能。劇烈運動之後，由於體內鹽分因大量排汗而消耗較多，此時，大量喝水並不能補充鹽分，反而會使血液的滲透壓降低，破壞體內水鹽代謝平衡，影響機體正常生理機能，甚至會發生肌肉抽筋的現象。除此之外，運動後，心臟的活動仍然很激烈，大量喝水會增加循環的血量，因而加重了心臟的負擔。所以劇烈運動之後，最好先休息十分鐘再喝水。

值得一提的是，劇烈運動後不能喝冷飲，因為劇烈運動時，心臟跳動加快，血流速度增加，剛停下來時，包括胃腸道在內的全身的毛細血管全部擴張，如果在這時馬上飲用冰冷飲料，可導致胃腸道痙攣，影響食物的消化和營養的吸收，有些人還會因此而出現厭食、腹痛、腹瀉等症狀。劇烈運動後馬上喝冷飲，對嗓子也有害無益。咽部黏膜突然受寒冷刺激，可使抵抗力減弱，人體呼吸道黏膜上的病毒乘虛而入，出現以喉部症狀為主的急性喉炎。如果喉炎影響到聲帶，引起黏膜充血、腫脹，就會使嗓音嘶啞。

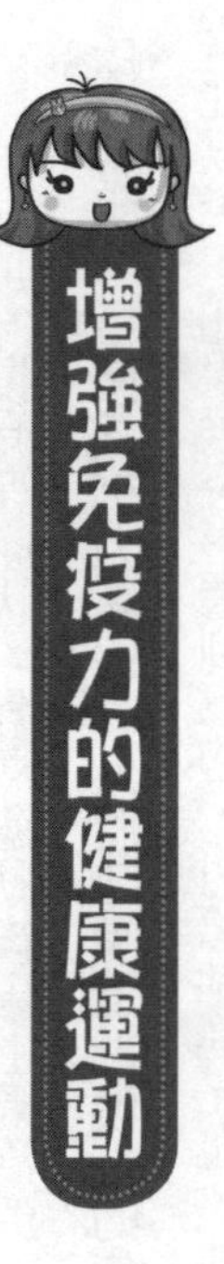

在進行鍛煉時，最好選擇一些簡便易行、安全持久的運動方式，如健步走、慢跑、跳繩、瑜伽、游泳、乒乓球、羽毛球等，可以根據個人實際情況來選擇。

☺健步走

作為全民健身推廣的「健步走」是最安全的鍛煉方式，每天最好持續走三十分鐘。健步走可以調節免疫力，提高抗病能力。

☺慢跑

慢跑最好選擇在室外進行，速度不要太快，以能正常呼吸為宜。注意要從鼻子吸氣，從嘴呼氣。在室外慢跑能增強體質，加強呼吸系統對氣溫的適應，提高抵抗力，調節血液中白細胞、巨噬細胞、淋巴細胞的比例，這些細胞能吞噬人體內可能有的癌細胞。

☺瑜伽

胸腺是身體內細胞免疫的中樞，位於胸腔縱膈內。其主要功能是調節T淋巴細胞比例及分泌胸腺激素，使機體保持細胞免疫功能，殺傷外來病菌等。瑜伽的許多體式和呼吸法都有刺激胸腺的功能，通過刺激胸腺的分泌，能提高身體的免疫能力。

☺游泳

游泳時，由於水溫對皮膚的刺激，使得皮膚的血管急劇收縮，血管一次大力收縮後，隨之是一次相應的舒張，這樣一張一縮，血管就能得到鍛煉，可提高人體對冷熱的適應能力，刺激並促進血液循環和代謝，提高人體的抵抗力。

☺打太極拳

太極拳是中華武術之精粹，對強身健體有著積極的作用。經專家研究證實，經常打太極拳可以提高人體的免疫能力，還能對抗皰疹病毒的發作。

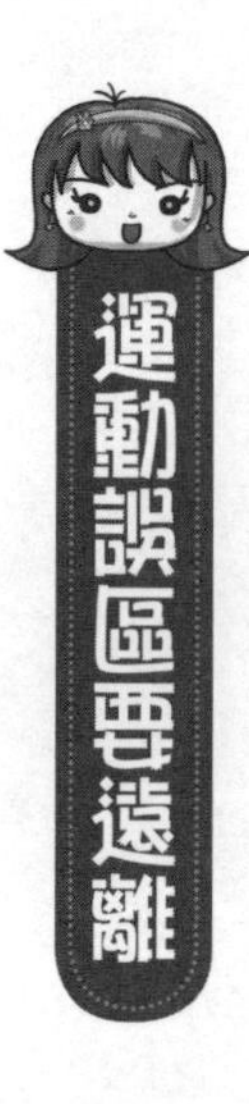

不少人在健身過程中走入「誤區」，導致健康損害。這裏告訴大家四種常見的誤區：

☹出汗越多越能減肥

很多人認為出汗越多，越能減肥。其實單純的出汗並不能有效減肥，適量地增加一些器械訓練才能真正達到減肥的目的。

☹女性只能跳健美操，男性只能練器械

跳健美操可以提高柔韌性和協調性，並能增強心肺功能，而器械訓練可以訓練耐力、速度，改善體形、增強活力。有時練健美操、有時練器械更利於自身的全面協調發展。

☹只練健美操就可美體

大部分女性健身者認為練健美操可以美體，但訓練的結果卻不盡如人意。其實，美體時應合理利用器械做針對性鍛煉，這樣才可以改變骨骼的相對角度，如使胸圍變大、肩變寬、臀變翹等。如果不配合器械訓練，體形很難有明顯的改善。這種訓練必須協調身體的各個部位，如果單純對某一個部位進行訓練，體形也難有明顯改善。

☹反覆鍛煉同一個部位能最快地增強力量

有些人為了增強身體某個部位的力量，往往反覆鍛煉這個部位，希望能夠「立竿見影」，但這種方式往往容易造成該部位的損傷。最好的辦法是在訓練某一個部位時，要對這個部位周圍的肌肉也加強訓練，使身體協調發展。

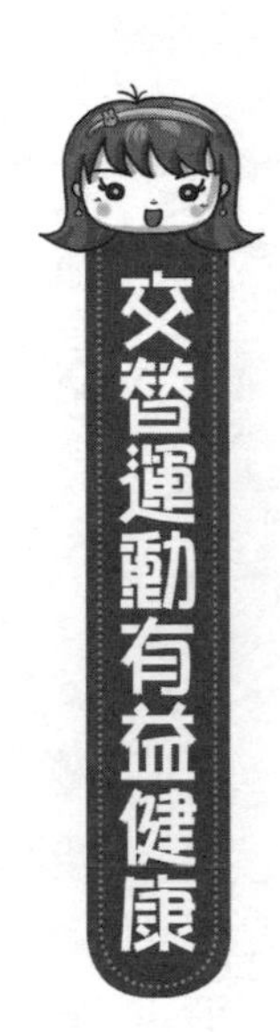

交替運動有益健康

交替運動，可以使人體各系統生理機能交替進行鍛煉，是提高自我保健能力的一種新措施。交替運動主要包括以下幾個方面：

☺體腦交替

人們在進行體力運動時，如跑步、游泳、爬山及適當勞動等，同時還要進行腦力鍛煉，如棋類活動、智力遊戲、背誦詩詞和外文單詞等。常練手腳勤動腦，腦力才能經久不衰。

☺動靜交替

一方面不斷進行體力和腦力的活動鍛煉，另一方面，應每天抽出一定時間使體腦都靜下來，全身肌肉放鬆（坐、站、臥的姿勢均可），去掉頭腦中一切雜念，把意念集中於肚臍，這樣可以調節人的全身臟器活動。

☺左右交替

左側肢體和右側肢體做交替運動，如果你是用右手做事，建議你常用左手活動。這樣不僅可以健身，而且你還常常會收到意想不到的效果。

☺上下交替

人們由於直立而形成的手足分工，無疑是一種進步，但也帶來了消極作用，如果能做做倒立，或做些雙足的精巧動作，像用雙腳夾取東西等，便可以增強你的靈敏度，減少腦血管疾病的發生。

☺前後交替

向前行走，在常人大腦皮層運動區已經成為「定勢」，要盡力改變這一「定勢」，每天應倒走一段時間。倒走會使你的下肢關節更靈活，更敏捷，還可防治某些腰腿疾病，避免進入老年後下肢動作遲緩，行走不穩。

此外，還有心肺交替鍛煉、冷熱交替鍛煉以及「邏輯思維和形象思維」的交替鍛煉等。可根據自身情況和交替運動的原則，自己去設想創造。

小動作帶來大健康

現在的生活節奏很緊張，於是很多人就以「忙」為藉口避開鍛煉。其實生活中很多零碎的時間都可以被利用起來，積少成多，就可以起到鍛煉身體的作用。鍛煉身體也不一定非要到健身房，也不一定都要進行跑步這樣讓人大汗淋漓的運動，有一些小動作雖然簡單，但是只要你經常做，往往會起到意想不到的效果。

☺梳頭

經常梳頭，可以使頭髮柔軟，改善頭部血液供應。人體的十二經脈三百六十五絡脈，其氣血都經過頭頂。通過簡便易行的梳頭，可以起到疏通全身經絡氣血、滋養毛髮、健腦聰耳、防治頭痛的養生保健目的。

☺按摩臉

每天起床前用兩手掌心按在臉上，以鼻子為中心，左右手各負責按摩臉的左右各半部，從中間到兩邊，自上而下，循環往復約三至五分鐘，大約有兩百餘次，中午休息和晚上睡前分別再摩面一次，每次約一百餘下，可以促進臉部血液循環。

☺伸懶腰

我們在打字、操作電腦時，身體常常保持一種姿勢，這樣時間長了，血液的循環就會減慢，胸腹部的心、肺、胃、腸、肝、脾等器官也因此受到擠壓而血液流動不暢，使大腦及內臟器官的功能受到限制，缺乏新鮮血液，產生的廢物不能及時排掉，這樣便產生了疲勞現象。伏案一至兩小時後，不妨伸個懶腰，這樣可使全身大部分肌肉血流加速，起到消除疲勞的作用，還可以讓淤積的血液回到心臟，各組織的血液流動加快，便可增加循環血容量，改善血液循環。

☺打呵欠

當你工作過度緊張或者疲勞的時候，不妨打個呵欠，可以使胸廓得以擴展，可以吸入更多的氧氣，呼出更多的二氧化碳，從而改善血中二氧化碳和氧氮不平衡現象，消除疲勞，有利於人體健康。

☺搓足心

每天晚上洗腳後、上床之前搓足四至二十分鐘，不僅能夠健足，更能健身，這是因為搓足底湧泉穴有改善人體體質、提高免疫力的功能。

☺空抓左手

在腦溢血患者中，大部分人是右腦半球的微血管破裂出血。這是因為在平時的生活中，人的大腦左半球得到的鍛煉是多於右腦半球的，右腦半球的血管就因此變得非常脆弱，容易破裂。平時多空抓左手，每天早、中、晚做三次，每次各做四百至八百次，對於預防腦溢血有很好效果。

☺聳肩

每天早晚做雙肩上提、放下的反覆運動，每次做四至八分鐘。聳肩膀使肩部的神經、血管和肌肉放鬆，活血通絡，為頸動脈血流入大腦提供了人工的驅動力，可預防因腦部血流緩慢而引起的腦梗塞。

☺運目

雙目從左向右轉十四次，再從右向左轉十四次，然後閉目一會，再忽然睜大眼睛。經常運目，可以使眼睛的運轉更為靈活，還能糾正近視、遠視。

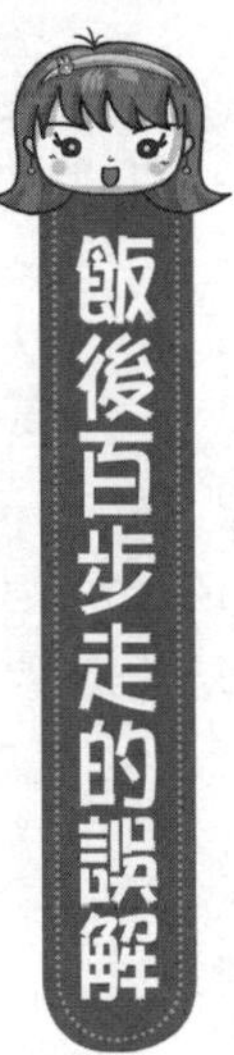

「飯後百步走，能活九十九」，這是一句眾人皆知的運動健康諺語。然而，這種說法並不科學。從消化生理功能來說，飯後胃正處於充盈狀態，這時必須保證胃腸道有充足的血液供應，以進行初步消化。飯後適當休息一下，可保證胃腸道得到更多的血液供應。如果餐後馬上散步，血液需運送到身體其他部位，胃腸的血液供應就相應減少，食物得不到充分消化。

再說，胃裏的消化液是由吃進食物的條件反射而產生的，胃部飽滿，胃液才能分泌旺盛。如餐後散步，胃部在活動中快速蠕動，把未經充分消化的食物過早地推入小腸，使食物的營養得不到充分的消化與吸收。

有些人的「吃飽」，不過是胃感覺到了脹滿，而營養卻沒有吸收進體內，身體仍然處於「饑餓」狀態。這個時候匆忙起身而走，勢必會有一部分血液集中到運動系統中去，這樣就延緩了消化液的分泌，破壞了胃的正常消化，容易誘發功能性消化不良。

另外，冬季氣溫低，就餐環境室內外溫差較大，進餐的時候吃得紅光滿面、大汗淋漓，要是匆忙離開餐廳，在冷風刺激下行走，汗腺及皮下組織中的毛細血管驟然收縮，容易引起風寒頭痛，還加大了心臟的供血負擔。因此，飯後適當靜坐，閉目養神三十分鐘，然後再活動比較合適。

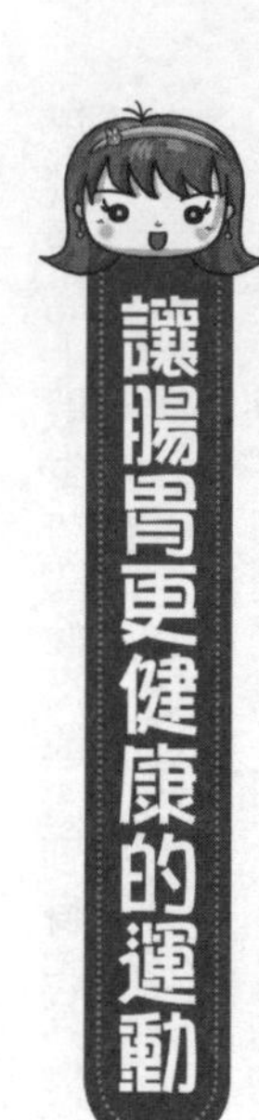

中醫經絡理論提出，人體的五臟六腑在腳上都有相應的投影，連接人體臟腑的十二條經脈，其中有六條起於足部，腳是足三陰之始，足三陽之終，雙腳分佈有六十多個穴位與內外環境相通。現代醫學認為，腳是人體的「第二心臟」，腳有無數的神經末梢與大腦緊密相連，與人體健康息息相關。

而人的第二腳趾和第三腳趾與腸胃有關，因此，經常活動它們可以達到健胃的目的。也就是說，胃腸功能好的人，第二腳趾和第三腳趾，往往粗壯且有彈性，站立時抓地牢固；反之，胃腸功能差的，這兩個腳趾多乾癟而無彈性，站立時抓地不牢。

活動腳趾的方法非常簡單，最常見又有效的有以下三種：

1.腳趾取物。每天洗腳的時候，可隨意在盆裏放一些橢圓形，大小適中的鵝卵石或其他物體。在泡腳的時候練習用第二腳趾和第三腳趾反覆地去夾取。而溫水泡腳有利於疏通經絡，腳趾夾取鵝卵石或其他物體可刺激局部胃經的穴位，只要持之以恆，對胃病患者，大有裨益。

2.反覆扳腳趾。將腳趾往上扳或者往下扳，同時在第二腳趾和第三腳趾縫間來回按摩。動作要緩和、連貫，輕重要合適。剛開始速度要慢，時間要短，等適應後再逐漸加快按摩速度。這個方法對消化不良、有口臭和便秘的患者，有顯著功效。若順著腳趾的方向按摩，可達到以瀉胃火的目的；而對於脾胃虛弱和腹瀉者，可逆著腳趾的方向按摩。

3.腳趾抓地。一般採取站或坐的姿勢，將雙腳放平，緊貼地面，與肩同寬，連續做腳趾抓地的動作六十至九十次。在做此動作時既可赤腳，也可穿柔軟的平底鞋，每日儘量多重複幾次。

在多動腳趾的同時，也要按摩腳心。被稱為人的「第二心臟」的腳掌上有無數的神經末梢與大腦相連，腳掌上還有通往全身的穴位，腳心上有個湧泉穴，按摩這個穴位，具有滋陰補腎、頤養五臟六腑的作用。所以，經常按摩腳心能活躍經氣、強壯身體、防止早衰，利於健康長壽。

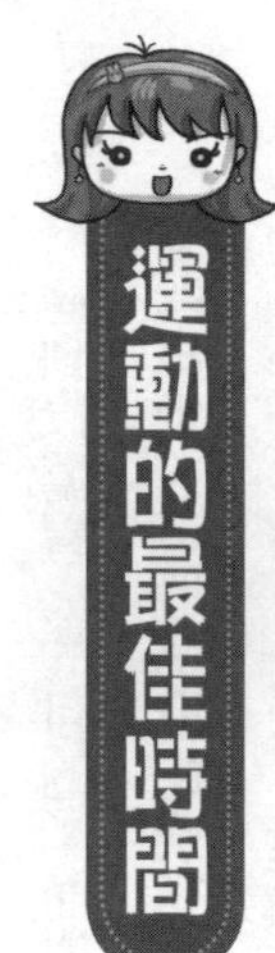

健康和長壽是我們夢寐以求的目標。大自然中日月經天的現象，啟發人們師法自然、回歸自然，以使生命永在。《周易．象上傳》說：「天行健，君子以自強不息」。《素問．上古天真論》中說：「余聞上古有真人者，提挈天地，把握陰陽，呼吸精氣，獨立守神，肌肉若一，故能壽蔽天地，無有終時。」這種期望雖然難以實現，但自古以來追求最適合自己的運動和最佳運動時間而希望達到健康長壽的，卻大有人在。

有專家稱，最佳運動時間因人而異，人們完全可以根據自己的生活規律、生理時鐘和工作性質，培養出每天最佳的運動時間。現在，很多人都選擇在早晨運動。其實，這個時間選擇運動並不科學。因為，在凌晨四點到早上九點之間，二氧化碳回流，空氣品質並不好。研究證明，在一般情況下，空氣污染每天有兩個高峰期，一個為日出前，一個為傍晚。

特別是冬季，早晨和傍晚在冷高壓的影響下往往會有氣溫逆增現象，即上層氣溫高，而地表氣溫低，大氣對流近乎停止。因此地面上的有害污染物不能向大氣上層擴散，停留在下層呼吸帶。在工業集中或高樓林立的居民區及汽車飛馳而過的道路兩旁，這種現象尤為典型。這時，有害氣體要高出正常情況下的二至三倍。

另外，在早晨，人體的血液黏稠度較高，尤其是那些患高血壓和心血管疾病的人，起早運動對身體很不利。但現在很多人工作較忙，只有早上的時間比較充裕。所以，很多人依然義無反顧地加入早上運動的人流中。如若這樣，運動前最好喝上一杯水，以稀釋血液、降低血黏稠度。此外，要選擇遠離樹木繁茂的地方，儘量去背風和向陽的開闊地帶，運動時間四十分鐘左右即可。

什麼時間最適宜運動呢？實驗研究證明，每天上午十點與下午三點左右為兩個相對最佳期。因為在這個時間段，不但會使人一天的緊張感得到緩解，也可以呼吸到高品質的空氣。而在午後的兩點到四點，人體運動能力達到高峰。所以，下午兩點以後是人們運動的最為理想的時間。不過，最好午飯後一小時再運動，否則就會影響我們的腸胃消化功能。

如若想減肥，最好選在晚上運動。晚上運動能幫助食物更快地消化，不會使脂肪囤積在體內。但是，無論強度大或小的運動，都會使神經系統處於興奮狀態，所以，運動後過一小時再睡覺。

需要注意的是，無論選擇什麼時間去鍛煉，喝水都是必不可少的重要細節。早晨運動的人們，每二十分鐘要喝點水，一次喝一百二十毫升為宜。午後和晚上的運動，強度比早上大，身體消耗的能量和水分也較多，要補充兩百毫升的水。一再重複，不要等到感覺口渴的時候才喝水，這個時候身體已經缺水了。此外，運動後最好不要暴飲，以減輕心臟負擔。有條件的話，可準備鹽糖水、蜂蜜水或運動飲料，這些都會幫助我們快速恢復體力。

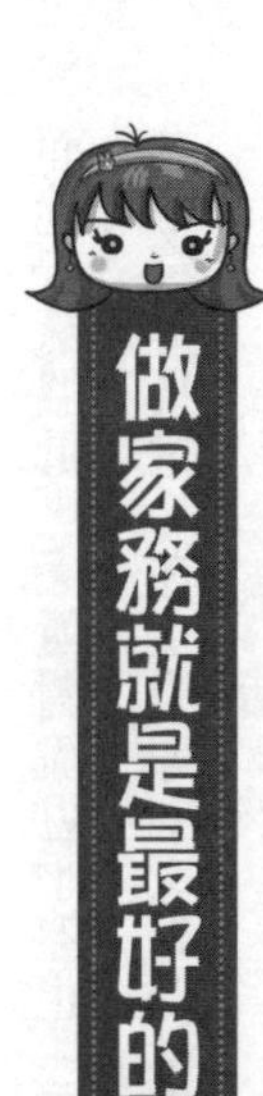

不少年輕人認為，運動就是上健身房進行劇烈運動，其實這是一種誤解。在美國，科學的運動理念認為，做家務、走路去超市買東西、騎自行車、停車場距離公司一公里下車

後步行到公司、不乘電梯而走樓梯等，都被看作是最基礎的運動，尤其是日常生活中最普通的家務，其實是很好的健身方式，如果不想到專門的健身房運動或者沒有時間去運動，那就先從家務活中動起來。

家務健身既輕鬆又有趣，比之其他體育健身或運動項目更具有獨特的優勢。首先，家務健身沒有流汗後的濕黏感及不舒適感，可以在不流汗的情況下消耗掉多餘熱量；其次，家務健身具有隨意性，沒有一定規則和時間限制，令人更放鬆地隨意進行運動；再次，家務活讓家居環境更加舒適美觀，較之健身房健身更有一種滿足感和成就感。

拖地、擦窗戶、栽種花木等居家活動，可以讓身體得到適當的活動，又能消耗熱量且不會感到太過疲勞。在佛羅里達舉行的美國癌症研究協會年會上，中美科學家發佈了最新研究結果：家務勞動和走路可以減少女性患子宮內膜癌的患病風險。專家指出，家務勞動和走路能夠幫助降低子宮內膜癌的患病率，最高能降低百分之四十。一般來說，如果女性一天走路超過六十分鐘，或者做家務超過四小時，能夠將患子宮內膜癌的機率降低百分之三十。

拖地板等家務活都可以換算成每日運動量，這樣可以用來計算每日運動量是否達到標準等。同樣是拖地板，拖水泥地或石磨地板比拖木頭地板更費力，消耗能量也就相對更大。另外，打木蘭拳、跳交誼舞等更是融入生活的體育活動，不僅趣味性強，而且效果好。同樣是跳交誼舞，跳節奏快的舞蹈比跳節奏慢的舞蹈更能鍛煉人體心肺功能，而且男性在跳交誼舞的過程中，消耗的能量會更大。

☺種植花木

在家中種植一些花草盆景，不僅美化環境、賞心悅目，而且每天看似輕鬆的花木護理，如澆水，觀察欣賞植物長勢，修剪枝葉，只要二十分鐘，就能燃燒掉一百卡的熱量，可謂一舉兩得的好差事。

☺掃地拖地

把健身運動化整為零，就能使之變成塑造身體各部位形體美的捷徑，每天掃地拖地不僅可以保持家裏的整潔美觀，利用揮動掃把、拖地的小動作，就能把身體多餘脂肪的熱量消耗掉。掃地時間不必很多，只需廿五分鐘，就能消耗一百卡的熱量。在這裏推薦一個可以達到很好健身效果的拖地方法，即運動式拖地：在拖地的時候雙手握住拖把，用力向前推出、拉回。在原地推、拉擦地板五下後，再向後（前）走一步繼續擦，直至把地板擦完為止。運動式拖地熱量消耗約是正常的四至五倍。

☺廚房健身運動

廚房健身強度不大，卻能很有效地舒展全身，消除疲勞，而且把廚房健身和洗菜、做飯結合起來，既可以達到健美瘦身的效果又能增加做飯的樂趣，何樂而不為呢。

◎進入廚房時，不妨先靠牆站上一會兒，將頭、肩、臂部和腳後跟緊貼牆壁，這樣有利於形成優美的體態。

◎如果從高處取東西，雙手從身體兩側慢慢抬起，雙臂上舉，掌心相對，腳尖踮起，同時目視雙手。這樣站一會兒再將要取的東西拿下來，可以達到不錯的健身效果。

◎低處取物，挺直腰，屈膝下蹲，取物後，再慢慢站立起來，連續三次即可，切忌彎腰拿東西。

◎長時間切菜、揉麵會感到雙手酸脹，可抽出片刻時間將雙臂自然下垂，雙手快速抖動來達到放鬆手臂肌肉的作用。

◎炒菜時，可利用片刻空閒時間，將手掌置於腦後枕骨處，肘部儘量後展；在煮咖啡、煲湯或烤糕點等需長時間等待的空閒中，可以在廚房裏做一下側彎腰的小動作，長期保持能收到意想不到的健身效果。

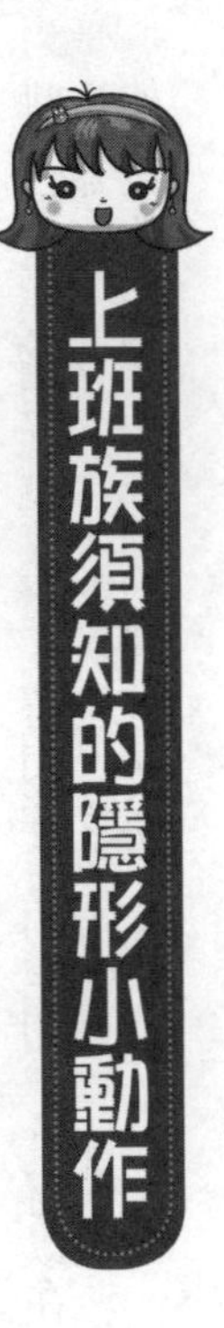

下面的「隱形健身小動作」簡便易行，在辦公室中就能達到健身的目的。

☺放鬆眼睛

閉目轉動眼球。先按順時針轉動六次，再按逆時針轉動六次。然後睜開眼睛向窗外遠處綠色草坪或樹木眺望二至三分鐘。這樣有保護眼睛、調節視力的作用。

☺放鬆頸肩部

坐在椅子上，緩慢地用力挺胸，使雙肩向後張開，恢復原狀後再反覆做十至十二次。然後做聳肩動作，左、右肩各做十二次，增加肺活量，防治頸椎病、肩周炎的作用。

☺點點頭

站立，兩腳分開，與肩同寬，兩手叉腰，做前屈（下巴貼近胸部）、後伸（抬頭後仰）、側屈（耳朵貼近肩膀）和旋轉動作，要求動作要緩慢、到位，到了某一位置，要稍用力拉伸一下，有酸脹感，效果會更好。每節做一分鐘左右。

☺拍拍肩

腰部轉動和拍肩相結合，右手掌拍左肩，腰向左轉，另一手背拍腰部，反之亦然。因肩部有肩井穴，拍打此穴可起到疏通氣息，行氣活血作用。

☺放鬆手指

雙手放在大腿上，掌心向上用力握拳，然後按拇指、食指、中指、無名指、小指的順序依次伸開手指。反覆此動作，左、右手指各做十二次。可緩解手部肌肉疲勞、促進血液循環。

☺放鬆腿部

坐在椅子上，抬起腳尖，同時用力收縮小腿及大腿肌肉，然後用力抬起腳跟，小腿及大腿肌肉保持收縮十五秒，然後放鬆。如此反覆做五分鐘，可以改善腿部及腳部的血液循環狀況。

☺踢踢腿

原地踏步，上肢擺臂，下肢伸直，腳尖繃緊，儘量與下肢呈一直線，踢腿時儘量踢高一些，就像操練時正步走動作。

☺腹式呼吸

吸氣時放鬆腹肌，呼氣時收縮腹肌，如此反覆做三分鐘，可起到增加腸胃蠕動、促進機體新陳代謝、減肥美體的作用。

☺扭扭腰

拇指在前，其餘四指在後，叉在腰間，胯部向右、向左順時針或逆時針轉動，轉動要緩慢有力。

☺放鬆全身

將全身分為若干段，然後自上而下進行分段放鬆。其順序為：

頭部↓頸部↓兩上肢↓胸腹↓背↓大腿↓小腿。接著再採用倒行放鬆的方式，自下而上分段放鬆。其順序依次為：兩腳↓小腿↓大腿↓臀部↓腰背部↓腹胸部↓頸部↓頭部。

連續做三組，對消除緊張情緒及身體疲勞非常有幫助。

☺梳頭、拉耳、拍腰腿

以手指為梳，用指甲梳頭，由前向後梳三十至五十下，然後輕拉耳尖五次，再拉耳垂五次，最後摩擦最外側的耳輪二十至三十次。再用雙手掌從腰部開始拍打到腳後跟，從小腿內側到肚臍兩側，拍打二至三次，全套結束。

如今處於假性健康狀態的人越來越多，造成此現象的重要原因之一就是缺乏運動。其實，健身不僅可在健身房進行，只要心裏有運動意識，無論在哪裡都能運動，比如在辦公室有多種簡單的健身運動可以嘗試，稍微做幾分鐘就可能緩解壓力、放鬆肌肉、恢復體力，如可以做幾個瑜伽動作，注意力會更集中，疲勞感也會得到消除。

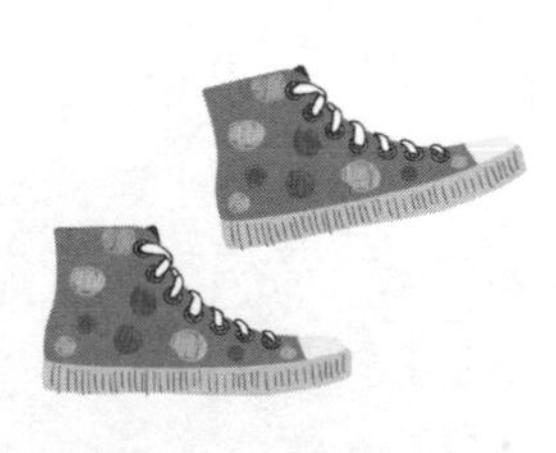

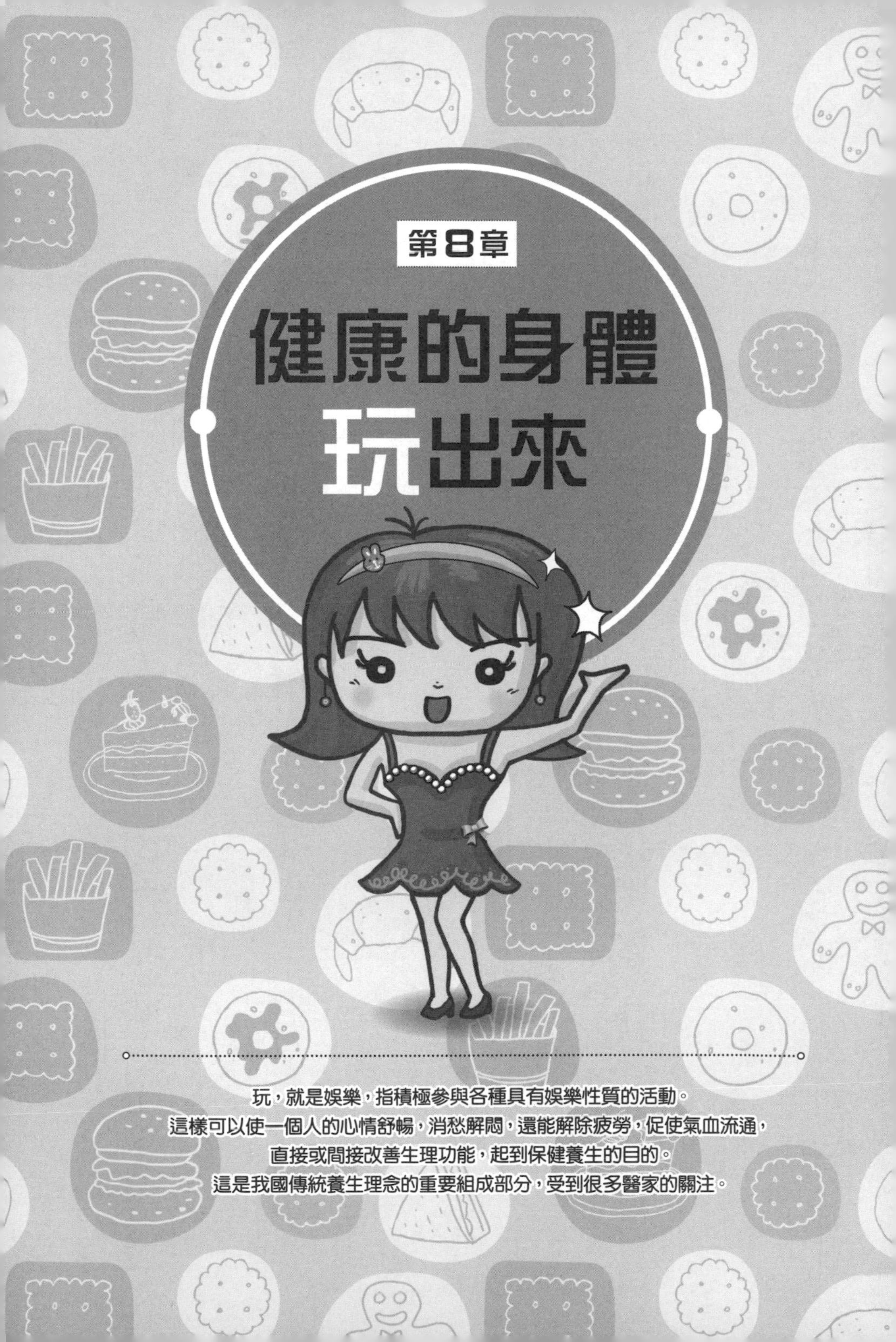

第8章 健康的身體玩出來

玩，就是娛樂，指積極參與各種具有娛樂性質的活動。
這樣可以使一個人的心情舒暢，消愁解悶，還能解除疲勞，促使氣血流通，
直接或間接改善生理功能，起到保健養生的目的。
這是我國傳統養生理念的重要組成部分，受到很多醫家的關注。

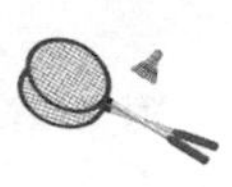

保齡球也要玩的健康

保齡球是一項適合各年齡層的健身運動，投球者既有朝氣蓬勃的青少年，也有兩鬢斑白的老者。「叮叮咚咚」球瓶亂飛的聲音和人們的歡呼聲交織在一起，使人覺得這項運動非常輕鬆。據說，打三局保齡球等於跑步十五分鐘的運動量，所以，受到了許多人的喜愛。但是打保齡球也要注意一些事情，否則就會給自己或他人帶來健康上的麻煩。

1.鞋底要乾燥和無捲邊現象。保齡球鞋的底一般是純皮的，和地板之間的摩擦力較小，這能保證投球者在出手的瞬間，向前滑步時不至於摔倒。因此，租鞋的時候，要看看鞋底是否有嚴重的磨損，比如出現捲邊，就一定要換雙鞋。另外，穿著保齡球鞋不要去洗手間，因為鞋底沾了水或者弄髒以後會增大摩擦力，人按照以往的習慣做動作，就有可能向前摔倒。

2.防止拉傷、扭傷或砸傷。打保齡球是用力較大的運動，老人或不常運動的人，應在運動前做一些準備活動，如下蹲、繞臂等伸展活動，然後再打。打保齡球應注意掌握正確的擲球要點和正確的步伐，以免上臂肌肉和肩關節拉傷、膝關節半月板和韌帶拉傷、踝關節的扭傷等。另外，保齡球分量較重，擲球時要注意把球抓牢，否則易脫落掉下砸傷腳。

3.防止疾病。保齡球的運動量較大，如長時間打可致腦缺氧、心肌缺血，特別是有高血壓、冠心病的人更應注意。另外，一般保齡球館可能空氣汙濁，一些病菌會在你勞累、抵抗力低下時侵襲你的肌體，因而打一階段就要去室外呼吸一下新鮮空氣為好。

4.防止傳染病。公用的保齡球鞋和保齡球均可成為傳染病的媒介，故應設法避免。穿公用的保齡球鞋時最好穿一雙厚襪子，穿後脫下重新消毒；打球結束後要洗手消毒，這樣可以減少傳染病的發生。

保齡球挑選：既注意重量，又要注意指孔。

一般來說，人們使用的保齡球重量大約是人體重的十分之一，初學者使用的要稍輕一些。每種重量的球都會有三四種類型的孔，挑球的時候，除了看重量，還要看孔的大小和排列是否合適。

孔的大小主要以拇指為準，要能把拇指伸進去和拔出來，但是又不能有多餘的空隙。球館為了滿足多數人的需要，公用球往往指孔都比較大，所以人們打球的時候，手要使勁捏著球以免滑落，這無形中消耗了體力，容易砸腳，時間長了手指還可能疼痛。對此專家

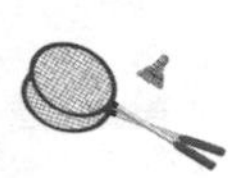

建議，保齡球愛好者如果動作順暢了，並且興趣濃厚，就應該備自己的專用球，這樣就能按照自己手指的粗細打孔，不但能提高成績，還能防止運動傷害。

寵物飼養要慎重

近年來，養寵物已成為都市人的一種時尚，養寵物給人們帶來了歡樂，也給寂寞、孤獨的人帶來精神慰藉。但是養寵物可能對人的身體和心理都會帶來不良的影響，存在著一定的健康隱患，不可不慎。

1.貓、狗體液會傳播狂犬疾病。貓、狗身上往往帶有狂犬病毒，如果被貓、狗咬傷、抓傷，甚至身體有傷口被貓、狗舔到或接觸到貓、狗的體液時，狂犬病病毒都會從傷口傳入人體。

2.不衛生易致多種疾病。養寵物很髒，存在著衛生隱患，這除了寵物排泄物會造成居室的空氣味道難聞、寵物細小的體毛容易給人造成消化系統和呼吸系統的疾病外，貓、狗等寵物還是鉤蟲、跳蚤的最好棲息地，因飼養寵物而引發的皮膚病非常多見。

3.寵物壽命短易給人帶來消極心理。一般而言，大部分動物的壽命都非常短暫，投入過深感情的人容易因為寵物的衰老病死而感到心情沉重，甚至哭泣。也就是說，養寵物還可能會對人的心理造成不良影響。

現在，人們飼養寵物也在追求時尚。在人們飼養的寵物中，不僅僅有傳統的貓、狗、鳥等，還有老鼠、蜥蜴、蜘蛛、蛇等這些怪異的動物。專家稱，對這些寵物，還是慎養為宜。由於人類對動物缺乏足夠的研究，人們對不同動物會引發的各種疾病和可能造成的危害知之甚少。其實一些另類的小寵物如黃金鼠等，是人畜共患病中的重要傳染源或病原體的宿主。

另外，一些怪異的動物對人還具有攻擊性，如蜘蛛、蛇、蜥蜴等，一旦被牠們咬、抓傷，會帶來某種病症，甚至造成生命危險。

專家還提醒，不管是什麼寵物，一旦被牠們抓、咬傷，要立即去醫院就診，需要注射狂犬疫苗的還要注射狂犬疫苗，以免發生嚴重後果。

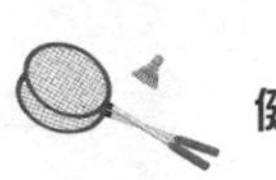

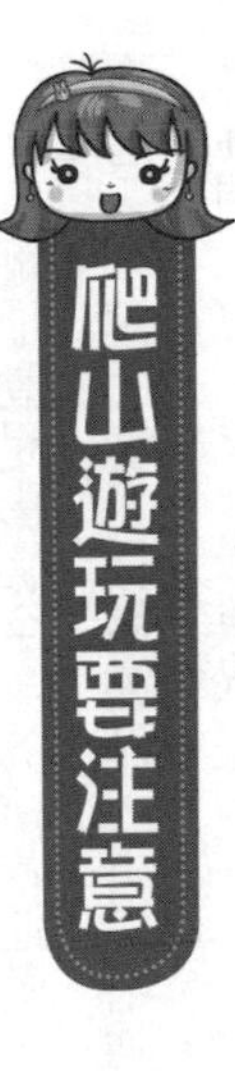

時下，登山旅遊已成為人們熱衷的旅遊項目。但是登山旅遊，尤其是登上高度較高的山脈，是一種相當耗費體力的活動，弄不好會出現健康問題，所以必須注意防病。

1. 防骨關節炎復發。登山需要邁開雙腿，腿部會比平時在平地走路費力的多。因此，患有較嚴重關節炎的人不適合登山旅遊。骨關節炎較輕的患者雖然可以登山，但也應注意選擇較容易攀登的道路，並要時刻注意保存體力，以免骨關節炎復發。

2. 防心腦血管病。登山既然要耗費較多的體力，就一定會加大心臟和大腦的耗氧量，使心跳加快。這對心腦血管病人來說，容易造成局部缺氧或缺血。因此，患有心腦血管疾病的人在登山時要注意輕緩地前進，能登多高是多高，不要勉強自己，不要和別人比較，以防心腦血管病發生。

3. 防感冒。登山很累，容易渾身出汗。特別是登上山頂後，會感覺山頂風大且急，此時極容易感冒。因此，登山者一定要小心，到達山頂後，宜找室內或背風的地方休息，將汗擦乾，喝點水，以防感冒。

另外，患有疾病的人在登山旅遊前應先去醫院諮詢一下醫生，如果醫生認為適合登山，並做了相關的檢查之後再去，一旦在登山的過程中病情發作，可立即服藥救治。

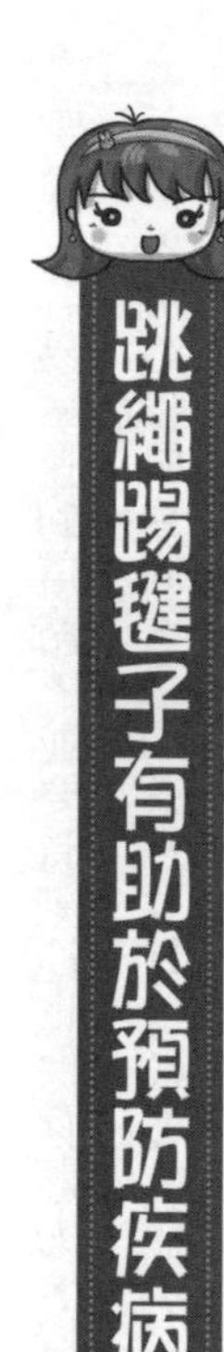

跳繩踢毽子有助於預防疾病

有些年輕人追趕時尚，喜歡花錢買健身器材，其實，最便宜也是最實惠的健身器材就是跳繩和毽子。俗話說「跳繩踢毽，病少一半」，是指跳繩和踢毽兩項運動可增強體質，減少疾病的發生。跳繩踢毽具有經濟實用、不受場所限制、形式多樣、簡便易學、男女老幼皆宜的特點，而且對女性尤為適宜。只要堅持做這種運動，就能實現鍛煉健身的效果。

跳繩運動是影響全身的跳躍運動，它可以促進人體運動器官和內臟器官的發展，有益身心，強健體魄。經常跳繩，可以增強心肺功能，同時也可以提高彈跳、靈活、耐力和身體協調能力，使身體輕盈健美。

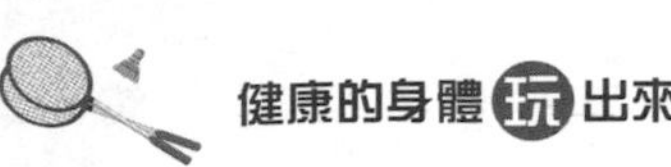

在某種程度上，跳繩相當於跑步，從消耗熱量來看，跳繩相當於長跑的百分之九十。但是跳繩卻可以把跳和舞蹈結合在一起，避免了跑步的枯燥。而且跳繩能夠很好地調節心肺功能，還能提高耐心和體力。跳繩對活動關節很有好處，可以改善雙腳的移動能力、強化踝關節，而由於雙手的旋轉運動，肩關節和腕關節也會得到鍛煉。

專家指出，跳繩對活躍大腦很有作用。人在跳繩時，身體以下肢彈跳和後蹬動作為主，手臂擺動，腰部也得配合上下肢活動而扭動，腹部肌群配合提腿，上下肢在不停地交替運動。同時，跳繩時呼吸加深，使胸、背、膈肌都參加了活動，大腦處於不停地運動狀態。手握繩頭不斷地旋轉會刺激拇指的穴位對腦垂體發生作用，進而更增加了腦細胞的活動力，提高人的思維和想像能力。由此可見，跳繩可起到通筋活絡和健腦的作用。

跳繩是最放鬆的運動，不要把重量都放在雙腿上，而是要儘量輕起輕落，讓小腿的肌肉緊張起來。每次跳繩前要先把身體活動開，尤其是手、腳關節用腳尖和腳跟交替站立以免跳的時候受傷，做幾次深蹲起和原地小跑或高抬腿，讓心跳逐漸加快後再開始跳繩。

踢毽子主要是下肢運動，大幅度的擺腿動作，有助於增強髖部和腰部的靈活性，促進骨盆的生長發育。有節奏的彈踢動作，可增強盆帶肌的力量。踢毽能增加心臟的排血量、改善肺活量和血液循環，還有利於調節神經、緩解壓力、提高反應速度。

踢毽時要心到、眼到、腳到，精神高度集中。不過，全身肌肉要放鬆，特別是大腿和髖關節，太緊綳容易拉傷。踢毽對鞋要求很高，要穿彈性、透氣性好，稍微厚一點的運動鞋，否則毽子砸在腳關節上力量很大，容易受傷。

跳繩運動不受器材的限制，只要一小塊空地就可活動，跳繩花樣繁多，富有情趣。踢毽子也是如此。除了體重過重的人儘量不要跳繩，老年人適當減少踢毽的時間和運動強度之外，幾乎所有的人都適合做這兩項運動來健身，使自己遠離疾病。尤其是對於那些長期從事站立工作的人，由於工作需要長時間地站著，易患紫斑和靜脈曲張等病，進行跳繩、踢毽子等活動，可促進下肢血液的回流，改善機體血液循環的不平衡狀態。

棋牌類的娛樂要適度

工作之餘適度娛樂，可以消除疲勞，恢復精力，但是玩樂過度，會使體內維生素A消耗過多，造成視力下降，神經疲勞。

打牌、下棋、打麻將可以增強大腦活力，活動手部、肘部、臂部等關節但過度甚至上癮，便會過多地消耗腦力和精力，傷身勞神，影響健康，引起各種身體疾患：

1.大腦長時間處於高度興奮狀態，會導致判斷力、記憶力、視力下降。

2.熬夜擾亂起居規律，會使腸胃蠕動減弱，易出現消化不良、腹脹、便秘等症狀。

3.玩樂起來常常會憋尿，這樣容易引起膀胱炎。

4.久坐會使椎間盤、韌帶長期處於緊張僵直狀態，長期這樣會導致肌肉萎縮，稍一活動就可能扭傷。

5.患高血壓和冠心病的人，由於輸贏心理的反差導致心跳過速，容易引起中風和心肌梗死。

6.麻將、棋牌都很少清洗，上面沾染了不少大腸桿菌、肺炎球菌、肝炎病毒等，易傳染疾病。

7.不少人在打牌、玩麻將時抽煙，房間內煙霧瀰漫，容易患咽喉炎、支氣管炎，不吸煙的人被動吸煙，受害更深。

綜上所述，娛樂一定要注意適度，時間不能太長，每一個小時左右最好能休息五到十分鐘，走動一下，做做伸展運動；要保持正確的坐姿，最好坐有高靠背的座椅：儘量不要抽煙、吃零食，及時上廁所。同時保證充足的睡眠和休息，並配以合理的飲食及適量的體育鍛煉，才是娛樂休閒的好方式。

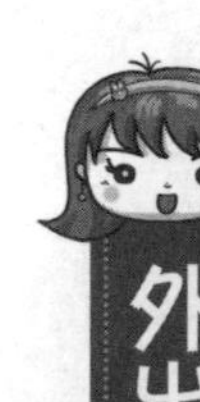

外出攝影取景也要注意身體

數位相機的問世，為攝影愛好者提供了更方便更快捷的攝影方法。背上照相機，走向氣象萬千、風景秀麗的大自然，拍下一張張珍貴的照片，閒暇時慢慢欣賞，是一件令人快樂的事情。然而，到大自然中去拍攝，大多數文字都提醒人們要注意安全，很少提及健康問題。其實，在外攝影也有著健康的隱患，攝影愛好者要注意預防與此有關的疾病。

1. 防曬。露天拍攝，無遮無擋，防曬是第一件要注意的事。尤其是夏季，驕陽似火，最容易把人曬傷。在暴露的地方塗一點防曬霜，戴遮陽帽和防護鏡，是防曬的好辦法。

2. 防凍。冰天雪地，寒風刺骨，在外攝影，保暖防凍也很重要。要穿得暖和一些，圍巾、帽子、手套一樣都不要少，這對防凍很重要。

3. 防缺水。外出攝影，一般人都要輕裝簡束，以免增加負擔。但無論怎樣減少，水是不可少的。一定要備足水，並隨時飲用，才能保證身體健康。

4. 防胃病。在外飲食，沒有規律，冷一口熱一口，饑一頓飽一頓，很容易鬧胃病。攝影愛好者要特別注意儘量帶些容易消化的食物，安排好飲食，以免給自己帶來麻煩。

5. 防感冒。在外邊攝影，風吹日曬，霜打雨淋，很容易感冒。攝影愛好者要注意別太勞累，注意休息好，調理好飲食，躲避風雨，以爭取攝影途中不患感冒。

外出攝影，有些用具和用品是必不可少的，如遮陽帽、雨傘、墨鏡、風油精、毛巾、衛生紙、塑膠布、水果刀、小剪子、防曬霜、防凍膏等等，都應備齊，以應不時之需。

長途旅遊，車上不應看電視

現在的遊覽車，為了幫助旅客打發時光，都在車上裝有電視。這本來是服務良好的一種表現，體現了旅遊業的人性化。但是專家稱，長時間在遊覽車上看電視，會給身體帶來疾病。其危害如下：

1. 對眼睛有害。遊覽車在行進的過程中，常常會出現顛簸的情況。眼睛在看電視時，要隨著汽車的顛簸而不斷地調節焦距。這如同在車上看書一樣，很容易使眼睛產生疲勞，造成眼睛的乾澀、模糊、脹痛等。而且由於電視是安放在汽車的前方的，旅客的座位距離電視有遠有近，近的看著太刺眼，遠的看著又模糊，而自己又無法調換，只好湊合著看。這更加重了眼睛的疲勞，產生不適症狀。

2. 對頸椎有害。生活常識告訴我們，看電視眼睛與螢幕在同一個水平線上，或眼睛稍高於螢幕才好，而一般遊覽車上的電視都是安在司機座位後的上方，許多人尤其是座位靠前的人需要仰著脖子才能看到，時間長了必然造成脖頸發酸、疼痛，有頸椎病的人還容易誘發頸椎病。

3. 不利於休息。旅遊是一件很辛苦的事，有時需要走很長的路。在上了遊覽車後應該充分地休息，以便於到達目的地後有足夠的體力支持。所以上車後應該閉目養神，使大腦和神經徹底放鬆，使體力得到恢復。而在車上看電視則不能達到這個目的，它增加了旅客的疲勞程度。所以，在旅遊車上儘量不看電視為好。

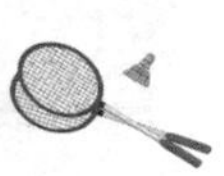

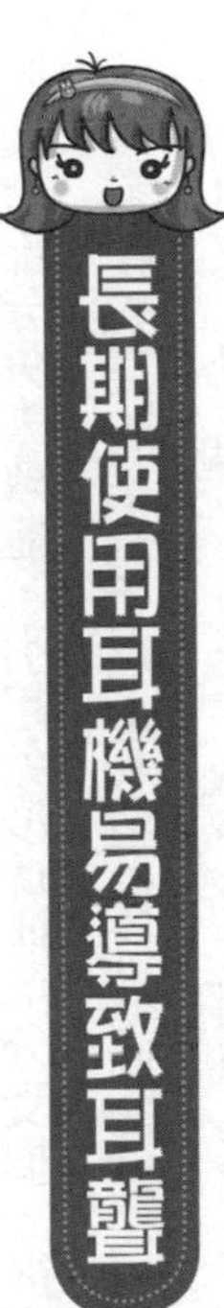

長期使用耳機易導致耳聾

時下青少年均喜歡調高音量戴耳機聽音樂，有的人甚至一聽就是五六個小時。專家告誡，長期戴耳機聽歌，會提前耳聾。

調查發現，超過三分之一的受訪者表示，在以高音量收聽音樂後有耳鳴情況，顯示他們的聽覺已經受損。可怕的是，有六成的受訪者並不覺察到這種風險，他們並不知道使用大音量聽音樂會損害聽覺。

專家建議，收聽音樂時，音量不要超過最高音量的六成，如果別人都能聽到自己的音樂聲，便顯示音量過大了。

因長期大音量聽音樂而造成的耳聾，往往是不可挽救的，也即會終生失聰，這將給患者的生活帶來極大的麻煩。因此，喜歡聽音樂的年輕人，一定要注意節制聽歌的音量和時間，音量不要過大，以自己聽見為宜。另外，一般聽一個小時後，就應該休息十至二十分鐘，然後做做耳朵保健操，以緩解聽歌造成的耳神經疲勞，這才對耳朵的保健有好處。

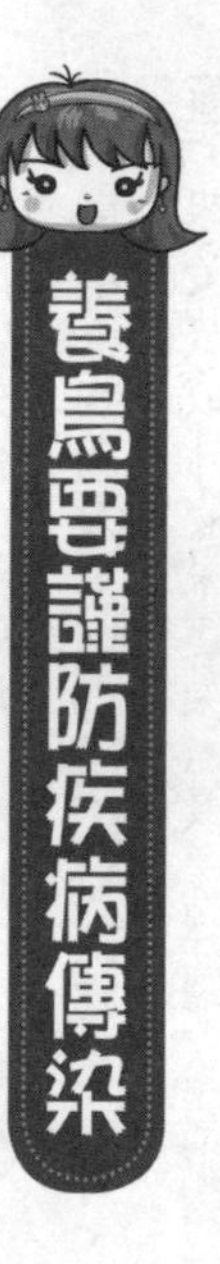

養鳥要謹防疾病傳染

很多老年人退休後喜歡養鳥，並以此為樂。專家指出，養鳥還要注意防病。

比如鸚鵡，牠的羽毛和糞便中常有一種使人致命的病毒，叫做「鸚鵡病毒」，人們餵養時，很容易受感染，引起高燒、頭痛、胸悶、肌肉疼痛、咳嗽、吐黏液濃痰，還有可能併發肺炎。除了鸚鵡外，麻雀、白頭翁、金絲雀，甚至雞、鴨等都傳染鸚鵡病毒。

在禽流感流行時期，養鳥還容易傳播禽流感。因為大量研究證明，禽流感最初就是由鳥類傳播的。禽流感會造成對人的傳播，使人染患疾病。

現代醫學還發現，飼養玩賞鳥可能是引起肺癌的一個重要原因。這是因為室內養鳥會嚴重污染居室的空氣，當大量的畸形反應物、塵埃、細微鳥毛進入人的肺部後，人體紅細胞便會部分失去效能，引起免疫功能部分受損，從而導致肺癌。

家庭養鳥的鳥籠、鳥舍必須保持乾燥清潔，每天要對鳥籠、鳥舍進行清掃，清掃時要戴上口罩，以免感染病毒，同時要定期把鳥籠放在陽光下曝曬消毒乾淨。對發病鳥要及時處理掉，死鳥要深埋地下。被病鳥污染的場所要徹底消毒清潔，以防傳染。鳥籠的消毒可用百分之二十的漂白粉溶液噴灑。每次接觸鳥後，養鳥人要立即用肥皂仔細洗手。冬季，養鳥人更要注意健康，不要為了怕鳥受凍，輕易就把鳥籠拿到居室裏，要儘可能把鳥籠留在陽臺上。

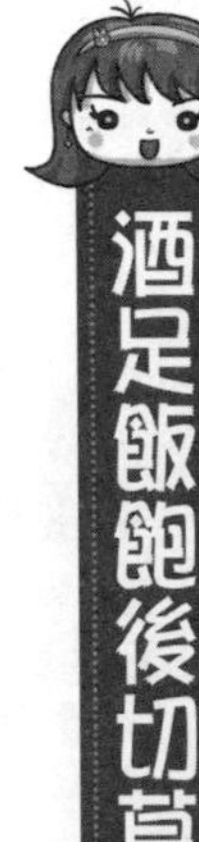

酒足飯飽後切莫去唱歌

現代大中城市，甚至小城鎮，歌廳越來越多，很多人會在酒足飯飽後去唱卡拉ＯＫ。其實，這樣對咽喉和胃腸都有不良的影響，應該儘量避免。

酒足飯飽後，酒精會對喉嚨有輕微的刺激作用，易使其充血。此時持續不斷地放聲高歌，會增加嗓子的疲勞程度，聲帶黏膜就會充血、水腫，甚至發生聲帶血管破裂，出現聲音嘶啞、輕度呼吸困難等症狀。

同時，飯後唱歌會影響腸胃的正常消化。吃飽後胃容量增大，此時唱歌會使腹腔壓力增加，引起消化不良等情況，還可能造成嘔吐。

因此，去卡拉ＯＫ最好選擇飯前先去，唱歌盡興後再去吃飯；或飯後兩小時左右，等食物消化得差不多了，再去唱歌，就可以避免這種情況的發生。

喜歡到卡拉ＯＫ包間唱歌的人，要注意時間不宜過長，一般以兩個小時以內為好。一般卡拉ＯＫ活動場所都比較狹小，且大都是關門閉戶的，空氣流通極差。在這樣的房間停留過久，會產生缺氧情況，造成頭暈、腿軟等症狀，還容易傳染疾病。此外，房間裏巨大的音響聲，形成了一種噪音，待得時間長了，會出現耳鳴現象，對聽力有一定的損害。

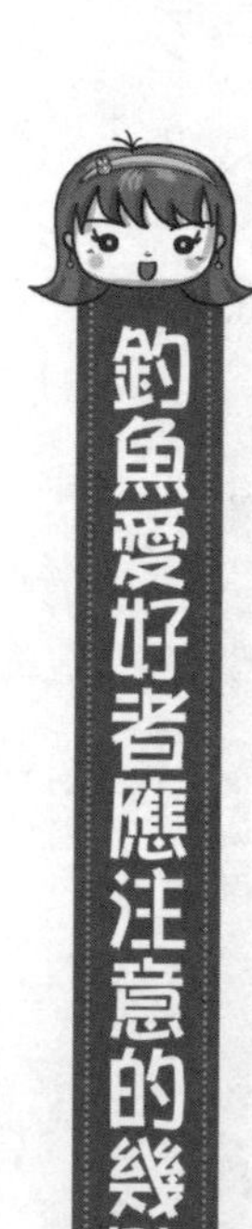

釣魚愛好者應注意的幾點

釣魚是一項很好的休閒活動。釣魚可以呼吸到大自然的清新空氣，寄情於湖光山水，達到心曠神怡的境地。如果有所斬獲，那更是讓人喜出望外的事情。但釣魚也有一些需要注意的地方，忽視了這些細節，就有可能給你的身體帶來不適。

◎提前要睡好覺，保證精力充沛。釣魚是個勞累的事，常需要騎車或乘車到偏遠的地方去釣，因此往往是起五更睡半夜，極易造成睡眠不足，這是很不可取的。睡眠不足，會導致頭昏腦脹，精力不足。這樣不光釣不好魚，而且會損害健康。所以釣魚前一天要注意休息好。

◎帶齊物品，做好後勤工作。去野外垂釣，各種天氣都會碰到，所以要注意收聽收看天氣預報，進行精心準備。雨天要穿好雨衣和膠鞋，防止雨淋後傷風感冒；夏天要注意戴帽打傘防曬；冬季要注意保暖。有慢性病的人還要帶上自己每天必服的藥，以保證病情的平穩。健康的人要帶一些常用藥物，以備不時之需。最重要的是要帶上足夠的飲用水，特別是夏季，不能讓體內缺了水。

◎垂釣中不要長時間不動，要注意活動身體。很多釣魚的人往往全身心投入到垂釣中，長時間坐在一個位置不動，釣得興起時忘了一切，等到收竿站起時，才忽然覺腰酸背痛、腿腳麻木。這是因為人在垂釣時，僅是上半身在活動，而腰部以下長時間不變換釣姿，使局部肌肉僵直，血液循環不暢，產生疲勞所致。所以在垂釣時，要經常站起來活動活動，扭扭脖子轉轉腰，伸伸胳膊踢踢腿，讓渾身的肌肉鬆動鬆動，這樣有利於身體各個部位的健康。

◎注意光線刺激，保護好視力。在野外垂釣時，晴天光線充足，水面光芒閃爍，弄得人眼花繚亂；而陰雨天光線晦暗，為了看清浮漂的指示，眼睛需瞪得很大，這些都容易造成眼睛的疲勞。要預防這種情況發生，在晴天光線很充足時，要戴上墨鏡，防止灼傷眼睛；陰天垂釣時要注意多眨眨眼，經常轉動一下眼球。

而且每垂釣一個小時後，要閉目片刻或抬頭遠眺五至十分鐘。也可以做一下眼部保健操，調節眼部血液循環，減緩眼睛疲勞。

在釣魚過程中，跑魚是經常發生的事情。「跑魚」就是眼看魚已經上鉤了，在向上提竿的中途，魚突然掙脫魚鉤而跑掉。

大多數人在跑魚後抱無所謂態度，裝好魚餌後繼續垂釣；但有的人在跑魚後，卻耿耿於懷，不能泰然處之，甚至捶胸頓足，唉聲歎氣，懊喪不已。專家稱，這對身體非常不利。眼看到手的魚跑了固然可惜，但也沒有必要耿耿於懷，這會造成心理負擔，甚至引發各種疾病，特別對有心臟病的人來說危害就更大了。

「勝敗乃兵家常事」，再高明的釣者也有跑魚的時候。與健康相比，跑掉一條魚，又算得了什麼呢？所以保持良好的心態，戒驕戒躁，不嗔不怒，才能釣出健康與快樂。

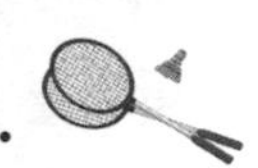

長時間看電視最易患十種病

每天看電視平均三小時以上的人，就可能患上電視症候群。有關研究表明，大約有五十種疾病與看電視有關，主要的有以下十種：

1. 神經精神病。老年人長時間看電視，易患老年癡呆；三至七歲的兒童看電視時間過長，易患自閉症，養成難以和人溝通的性格。

2. 肥胖症。看電視會使人體力消耗減少，而皮下脂肪堆積，產生肥胖症。

3. 感冒。長時間看電視，戶外活動時間少，使人血液運行不暢，肌體抗病免疫力降低，易患感冒。

4. 乾眼病。長時間盯著螢幕，會使眼球充血，使眼球視網膜的感光功能失調，同時還會出現眼球乾燥的現象，引起視覺障礙。

5. 電視腿。久坐使下肢血液回流受阻，產生脹、麻、疼等症狀，並導致下肢靜脈血栓形成。

6.腸胃病。一邊看電視一邊吃飯，長期如此會使胃功能紊亂，尤其是吃飯時看緊張、激烈、扣人心弦的片子，更易使人患上胃腸病。

7.痔瘡。長時間久坐看電視，肛門血液流通不暢，易患痔瘡。

8.頸椎腰椎病。長時間坐在沙發上看電視，頸椎腰椎得不到活動，會患上頸椎病及腰椎間盤突出症。

9.高血壓。長時間坐著不動，全身血液循環不暢，易患高血壓病。

10.斑疹。電視螢屏表面存有大量靜電荷，其聚積的灰塵借光束的傳遞直擊人們的面部，如不能及時清洗面部，時間長了就會出現斑疹。

看電視時應該坐在電視的正前方，最佳距離是電視畫面對角線長度的六至八倍。看電視時，最好每隔一小時進行十分鐘左右的活動身體，並通風換氣，從而有效降低可吸入顆粒物和電磁波的危害，看完電視後應用溫水清洗裸露的皮膚。

電視機使用一段時間後，最好請專業人士進行除塵處理，也可用小型吸塵器對散熱孔做簡單除塵，以減少電磁波輻射。

第9章

健康的身體養出來

人的生命是有限的，只有進行合理的養生護理，才能獲得健康長壽的機會。
養生就是為了保護人體陰陽調和，避免不必要的損耗。
只有精確把握養生的精髓，調節自己的飲食起居，身體健康必然不會是說笑。

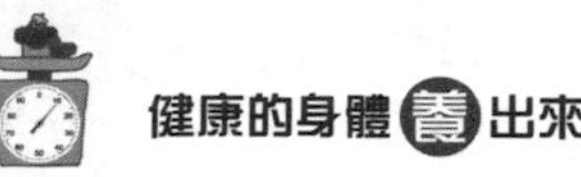

保護眼睛的各種小常識

對眼睛的保護要從生活中的點點滴滴做起，才能使眼睛明亮。以下二十點就是保護眼睛的「點點滴滴」。

1.營養攝取應均衡。保護眼睛的第一要素就是攝取足夠的營養，特別應注意對含有維生素A和胡蘿蔔素、維生素B群、維生素C、優質蛋白質、鈣質食物的攝取，如胡蘿蔔、番茄、紅棗、橘子、枸杞子、蜂蜜以及牛奶、雞蛋、豆製品、動物肝臟、瘦肉等食物，還要多飲茶。

2.居住光線須充足。視物光線要充足舒適，光線太暗因看不清物體就會損害眼睛。

3.看書距離應適中。書與眼睛之間的距離應以三十釐米為宜，且桌椅的高度也應與身體相協調，不可勉強將就。

4.用眼時間不要太長。無論讀書、寫作或看電視、打電腦，時間都不可太長，以每一小時休息片刻為佳。

5.避免反光。物體反光對眼睛有傷害，因此在讀書、看電視、打電腦等時，要注意調整光線，避免有反光現象出現。不在強光下視物，也是這個道理。

6.看電視距離不要太近。看電視時應保持眼睛與電視畫面對角線六至八倍的距離，太近了就會損害視力。

7.保證充足的睡眠。睡眠不足身體容易疲勞，易損害視力。

8.不要過量吃蒜。大蒜是很好的蔬菜，對不少疾病都有一定的預防作用。但是，如果長期過量地吃大蒜，尤其是眼病患者，會有不良後果，可加重病情，故民間有「大蒜有百益而獨害目」之說。

9.避免上火。有的人火氣過大，於是就在頭、臉部表現出來。對待上火，最好的辦法是多素少葷、不要穿得過多、加強運動等。

10.限制白酒。眼睛的血管非常細小，如果飲酒過度，毛細血管很容易破裂，造成眼內佈滿血絲和斑點。久而久之，勢必會傷害眼睛。所以，對白酒尤其是烈性白酒一定要節制，可以少量飲一點低度酒。

11.防止乾燥。乾燥的環境會損害眼睛，使眼睛出現刺痛、乾澀等現象。所以要不斷地給眼睛補水，每天最少應飲六至八杯水。用沏好的綠茶熱氣熏一熏眼睛，也不失避免眼睛乾燥的一種方法。

12.去戶外遠眺和看綠色的東西。經常眺望遠處以放鬆眼肌，多接觸青山綠野有益於眼睛的健康。

13.避免日曬。過多的紫外線照射會導致白內障和其他眼部疾病，因此，在烈日炎炎的夏季或是白雪皚皚的冬天需要出門，最好戴上一副墨鏡，能夠有效地防止紫外線的侵襲。過濾紫外線效果最好的鏡片顏色是灰色，其次是茶色，再其次是綠色。

14.小心輻射。電腦、電視、手機等家用電器的輻射，對眼睛的損害是不知不覺和巨大的。要避免這種情況，儘量少使用它們，並經常到戶外去活動。

15.遠離煙草。吸煙會刺激視神經，直接損害眼睛。即使自己不吸煙，也應警惕「二手煙」的侵襲。

16.定期做視力檢查。凡視力有問題者應定期到醫院做檢查，不可麻痹。

17.注意情緒調節。要保持樂觀的情緒，生氣、著急、憂鬱等會損害眼睛。

18.經常做眼睛保健操。眼保健操是保護眼睛的有效措施，宜常做。另外，還可以用手掌熨目，方法是：黎明起床，先將雙手掌互相摩擦，待搓熱後熨貼雙眼，反覆三次以後，再以食、中指輕輕按壓眼球，或按壓眼球四周若干下。

19.運目。坐姿或站姿，挺胸，頭稍仰。瞪大雙眼，儘量使眼球不停轉動（頭不動），先順時針方向轉十圈，再逆時針方向轉十圈。然後眨眼，放鬆肌肉，再重複上述運動三遍。

20.溫焐。用眼過度者在臨睡前用稍熱的水澆在毛巾上，擰乾後焐眼，可緩解眼睛疲勞。注意水溫不要太熱，以免燙傷眼睛；也不要不間斷地使用此法，疲勞緩解後即止。

另外，還可借助藥物來保護眼睛，如中醫眼科常用明目的中藥大致分兩種：

- **補虛**：枸杞子平補肝腎、明目，平日可拿來泡茶，同類補藥還有菟絲子、女貞子。
- **清肝**：決明子最為常用，屬於清肝明目之品，同類的還有夏枯草、蔓荊子。菊花也屬於清肝明目之品，常用無毒副作用。

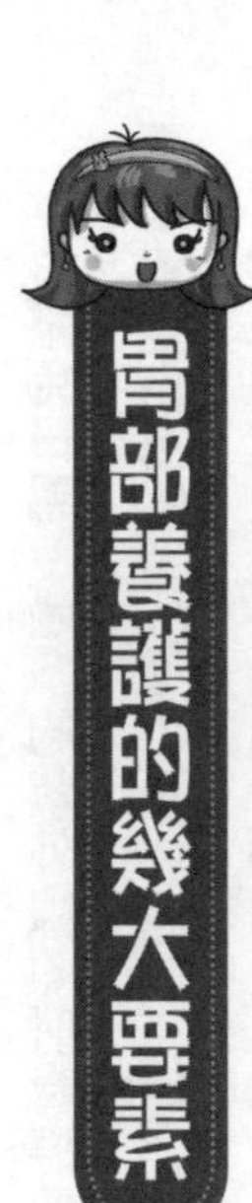

胃部養護的幾大要素

對於健康的人來說，有一個好的胃口是天大的福分，因此，要格外珍惜。下面幾點便是使胃永保「青春」的有效方法，同時也是患有胃病的人應掌握的護胃方法。

1.規律進食。養成定時定量進食的良好衛生習慣，一日三餐，每餐六七成飽，少吃零食，不暴飲暴食，對胃有益。

2.講究衛生，把住病從口入關。做到經常洗手，生吃瓜果要沖洗乾淨，不吃變質、污染、黴變食物。

3.做菜勾芡。很多人做菜時喜歡勾芡，可別小看這個程序，勾過芡的菜能起到保護胃黏膜的作用。這是因為澱粉是由多個葡萄糖分子縮合而成的多糖聚合物，它可與胃酸發生作用，形成膠狀液，附在胃壁上，防止或減少胃酸對胃壁的直接刺激，保護胃黏膜。

4.進食溫度要適宜。飲食的溫度以不燙不涼為度，即一般保持在四十度至五十度為宜。經常吃過冷和過熱飲食，會造成胃功能的下降，易患胃病。

5.細嚼慢嚥。對食物充分咀嚼，使食物盡可能碎爛，特別是粗糙堅硬的食物，一定要嚼爛，使之成為粥狀再下嚥，可減輕胃的工作負擔。

6.吃飯時精神集中。食物的消化吸收，需要充足的血液供應胃腸道。若一邊進食，一邊做其他事情，大量的血液要供應腦部工作，會直接影響胃腸道的血液供應。長此以往，勢必會影響胃的功能，導致胃病發生。因此，進食時要專心致志。

7.注意補充維生素C。維生素C對胃有很好的保護作用，能有效發揮胃的功能。常吃富含維生素C的蔬菜和水果，能增強胃的抗病能力。

8.少食辛辣食物。經常大量食用辛辣刺激性食物，會使胃黏膜受刺激，長期處於充血狀態，可引發慢性胃炎。因此，應少食這些食物。

9.不宜飲濃茶、咖啡。茶葉與咖啡中含有茶鹼、咖啡因，咖啡因類物質能刺激胃的腺體，直接加重胃病。所以，要保護胃，濃茶和咖啡要少飲。

10.戒煙限酒。吸煙可使胃部血液收縮，減少胃部血液供應，同時抑制胃黏液的分泌，加重胃黏膜損害。長期、大量地飲用烈性酒，會破壞胃黏膜，引起胃黏膜水腫、糜爛，甚至出血。大量喝啤酒也可以引起慢性胃炎，或加重胃病病情，因此也要少飲。戒煙限酒對保護胃有重要意義。

11.飯後少飲水。飯後大量飲水，可沖淡胃液，使胃的化學性消化作用及胃酸的殺滅細菌作用大力降低，因此應避免。飯前喝些湯還是適宜的。

12.飯後不要立即運動或睡覺。進食後應休息一會兒後再進行活動，如飯後立即進行活動，會直接影響胃腸的血液供應，導致消化不良，同時易患闌尾炎。飯後也不要立即睡覺，那樣會造成食物在胃內滯留時間過長，造成腹脹等不適。

13.注意胃部保暖。一年四季，都要注意胃部保暖。特別是夏季，睡覺時要用毛巾被蓋上腹部，以防著涼。

14.慎用藥物。患病一般就得吃藥，有許多藥對胃有直接的刺激作用，會損害胃黏膜，引起胃不適。服藥前一定要仔細看說明書，或向醫生諮詢，注意擇時服藥，對保護胃起一定作用。

15.心情舒暢。人的情緒與胃酸分泌及胃的消化作用密切相關，有許多胃病患者都有心情憂鬱的病史。因此吃飯時，應保持心情舒暢，精神愉快。

用自我按摩保護胃是簡便易行、療效明顯、無副作用的方法。現將按摩方法介紹如下：

●**按壓中脘**。中脘穴在肚臍正中直上四寸，心口窩上邊正中（即胸骨體下端）到肚臍正中的二分之一處。按摩此穴能治療胃痛、腹脹、呃逆、嘔吐、消化不良及急慢性胃炎等症。按摩時取仰臥位，雙手四指併攏，指尖放在中脘穴部，順著呼吸適當稍用力下壓，約二十秒後再慢慢抬起。如此反覆做兩分鐘。

●**揉腹**。揉腹可以促進胃腸蠕動，增加消化液分泌，增強胃腸功能。方法比較簡單：取坐位或仰臥躺在床上，先用一隻手手掌順時針繞肚臍進行揉摩五十圈，然後用另一隻手逆時針揉摩相同次數。按摩要適當用力。

●**按揉足三裏**。足三裏穴在外膝眼直下三寸距脛骨約一橫指尖處，按摩足三裏可以調動並促使胃經的氣血運行，能調理脾胃和腸消滯、強身健體。方法是：用雙手食指螺紋面同時使勁按揉兩側足三裏穴一至三分鐘。

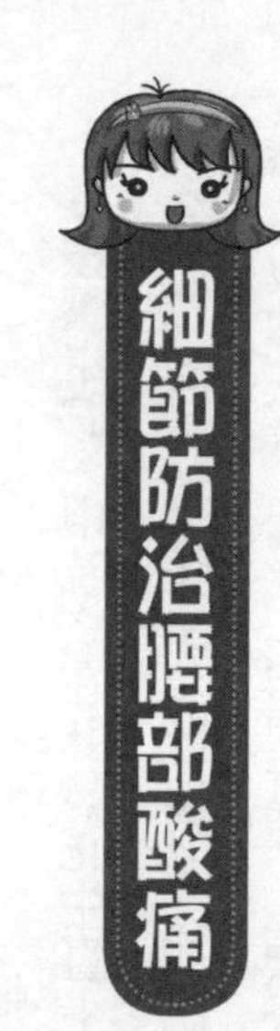

細節防治腰部酸痛

腰痛是世界上患者群非常龐大的一種病痛，僅次於感冒，百分之八十以上的人一生中都曾患過腰痛，有的人甚至從年輕時到老年期終生腰痛，世界衛生組織已經把腰痛列為人類面臨的主要健康問題之一。腰痛除了臟腑病變引起的以外，大部分屬於骨骼、肌肉和韌帶損傷。建議從以下幾點入手預防腰痛，可收到較好的效果：

1. **加強訓練**。首先應多做腰部運動，如打太極拳、練八段錦等。研究發現，經常鍛煉的人腰痛情況明顯減少。其中太極拳運動要求「以腰為軸」，腰部動作多，沉穩而不劇烈，最適合預防腰痛。

2.搬、抬、舉重物時要運用正確的動作。搬重物時要注意量力而行，如果認為可搬，用力也不要過猛，先活動一下腰肢，運好氣，然後慢慢將重物搬起，移動至所在地方輕輕放下。

3.保持好體重。有時我們自己不能意識到超重對身體的影響，而其實肥胖對於腰椎的損害是巨大的。設想一下，如果讓你每天背著十幾斤乃至更多(體重超重部分)的包袱到處行走，會是什麼感覺？

4.日常生活要注意保持正確的姿勢。不正確的姿勢可以使腰椎間盤壓力增大、肌肉緊張、關節受損，會引起脊椎彎曲、局部不適和腰肌勞損，造成腰痛。正確的姿勢應該是端正、自然、舒適，不要含胸弓背。

5.不要一個姿勢時間過長。許多人喜歡看電視，在沙發上一坐就是好幾個小時。有人以為這樣坐著就是休息，其實不然。坐的時間過長，仍然會使腰部肌肉、韌帶因過度牽拉而疲勞。因此，坐一會兒就要站起來活動活動，並做伸腰動作，才能讓腰部肌肉得到真正的休息。

6.睡眠要選擇適當的床墊。應選擇硬度適中、能支撐起腰部的床墊，不要太軟而讓腰部陷下去，也不要太硬讓腰部得不到休息。

介紹兩種鍛煉腰部肌肉的運動，對防治腰痛有幫助：

- 俯臥床上，頭部、胸部抬起，以小腹部著床，兩臂展開向兩側伸直，兩腿併攏伸直儘量向上抬，姿勢像噴氣式飛機一樣，停留十秒鐘放下，休息一會再做，連續做五至十次。
- 仰臥床上，兩臂放在體側，以頭和腳後跟著床，腰部儘量向上拱，使身體成橋形姿勢，停十秒鐘放下，休息一會兒再做，連續做五至十次。

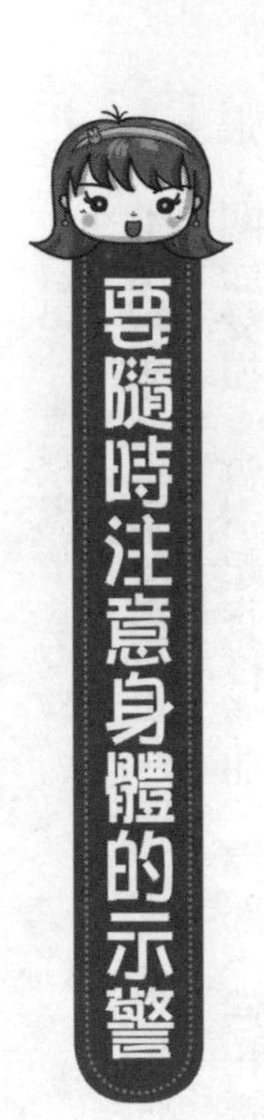

工作壓力大，工作任務重，工作競爭的日趨激烈，都使上班族長年累月超負荷勞作。不少人感到身體不適時，仍滿不在乎地拖熬，認為挺一挺就會過去，結果小病熬成大病，輕病拖成重病，錯過治療時機，甚至到了威脅生命的地步。這些都在提醒我們：一定要時刻注意身體的警訊。

關節或骨骼不明原因的疼痛，短期治療症狀仍未消除，如果不用X光檢查，可能會錯過骨癌細胞擴散前必要而及時的治療；如果發現自己的聽力正逐漸變差，同時在一邊的耳朵內開始有雜音出現時，一定要儘快找醫生治療，耽誤治療時機可能會有失聰的危險；如果覺得全身發癢，尤其是根本看不出什麼原因導致身體發癢的時候，一定要及時找醫生診治，因為不明原因的發癢有可能不僅僅是皮膚的問題，白血球惡性病變（白血病）和紅血球病變也會引發這種症狀。

生活在都市的女性，已經開始意識到乳癌對健康的威脅，會注意偶爾檢查自己的乳房，但偶爾為之並不是科學的辦法，應學習正確的自我檢查方法，以達到及早發現、及早治療的目的。通常可以向醫生或防癌協會諮詢，索取手冊，按照手冊上的方法有步驟地檢查，一定要養成每月檢查的習慣。在三十五歲之後開始作乳房的X光檢查。四十至五十歲每兩年透視一次，五十歲以後要每年透視一次。

值得注意的是，在女性逐漸提高警惕的同時，卻很少有男士知道如何檢查自己的睪丸部位，看看是否有腫塊出現，即使懂得也多半懶得去做。其實，廿五至三十五歲的年輕男性容易罹患睪丸癌，如果不及時發現，後果也很嚴重。

因此，我們需要儲備足夠的健康知識，時刻關注自己的健康動態。如果感到身體有不明原因的疼痛、麻痹，發現身上有異常腫塊，或者發生不正常的出血現象，出現視力和聽力的障礙等，一定要儘快就診，及時治療，防微杜漸。

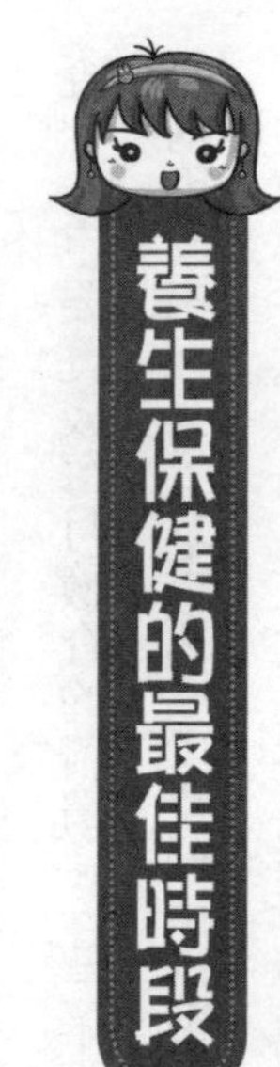

為取得理想的保健效果，抓住最佳時間常可獲得事半功倍之效。

1.上午八時大腦具有嚴謹周密的思考能力，十四時精力充沛，二十時反應敏捷，記憶力最強，推理能力在白天十二小時內逐漸減弱。

2.拔牙最好在下午，因為相較而言，上午的痛覺神經靈敏。

3.飯後四十五分鐘左右，以每小時四至八千米的速度散步二十分鐘，有利於減肥。

4.臨睡前洗溫水澡，可改善全身血液循環以及促進新陳代謝，有舒筋、通脈、活血的功效，而且有助於消除疲勞。

5.傍晚時運動最為有益。因為人的各種活動都受「生理時鐘」的影響，無論是身體的適應能力，還是體力的發揮，均以下午和接近傍晚時分為最佳。

6.人體「生理時鐘」在廿二至廿三時出現第一次低潮，所以入睡最佳時間為廿一至廿二時。

7.午睡以十三時開始為宜，廿二時至凌晨三時是睡眠的黃金時段。

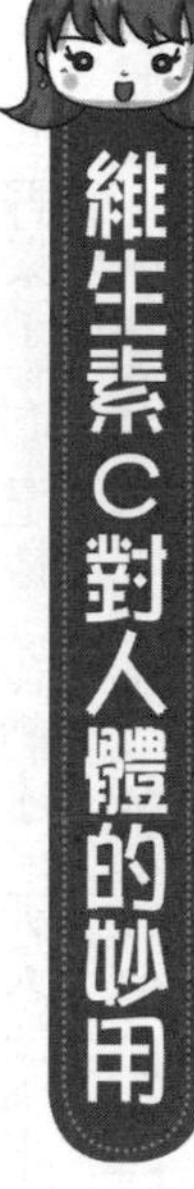

維生素C對人體的妙用

關於維生素C有這樣一個故事。

哥倫布是十六世紀義大利偉大的航海家，他常常帶領船隊在大西洋上乘風破浪，遠航探險。

那時，有一種可怕的怪病降臨了。病人先是感到渾身無力，走不動路，接著就會全身出血，然後慢慢地死去。船員們都把這種怪病叫做「海上凶神」，已經有十幾個船員病倒了。望著四周一片茫茫的海水，哥倫布的心情十分沉重。那些病重的船員為了不拖累大

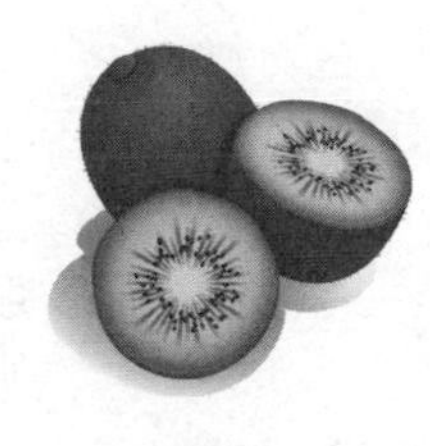

家，對哥倫布說：「船長，您就把我們送到附近的荒島上吧。等你們返航歸來的時候，再把我們的屍體運回家鄉。」哥倫布噙著眼淚點頭答應了。

幾個月過去了，哥倫布的船隊終於勝利返航了，哥倫布的心情卻很沉重。這次探險的成功，是用十幾個船員的生命換來的呀！哥倫布這麼想著，船不知不覺已經靠岸。

正在這時，十幾個蓬頭垢面的人從島上向大海狂奔過來。這不是那些船員嗎？他們還活著！哥倫布又驚又喜地問道：「你們是怎麼活下來的？」

「我們來到島上以後，很快就把你們留下的食物吃完了。後來，肚子餓的時候，我們只好採些野果子吃。這樣，我們才一天天活下來。」

原來，所謂的「海上凶神」就是「壞血病」，它是由於人體內長期缺乏維生素C引起的。當身體內補充了適量的維生素C，壞血病就不治而癒了。

維生素C於人的重要性，可想而知了。目前，維生素C能否預防心臟病，一直是個爭議性話題。從理論上講，維生素C具有的某些特點使其能預防心臟損傷的發生，儘管如此，對維生素C作用的多項研究，結果並不一致。

最近一項新的研究認為，口服維生素C片是一種預防心臟病發生的好方法。這項研究稱，波士頓兒童醫院的研究人員對八萬多名女性進行了調查。在研究開始時，調查受試者補充維生素的情況及其飲食情況。隨後對受試者追蹤隨訪十六年，觀察受試者是否發生了心臟病。研究期間共有一千三百五十六人發生了心臟病。

在考慮了受試者的年齡、吸煙狀況和其他影響因素之後，研究結果顯示：隨著維生素C攝入量的增加，受試者患心臟病的危險度明顯降低了。與不服用維生素C片的受試者相比，服用維生素C片的受試者患心臟病的危險降低了百分之二十八。但如果只是進食富含維生素C的食物，而不服用維生素C片，對心臟病的預防作用是有限的。

研究人員指出，就該研究的結果提示，口服維生素C片有助於預防心臟病。另一方面，服用維生素C片，並沒有明顯的益處。只是因為服用維生素C片，發現受試者具備更加健康的生活規律。維生素C有益人體健康，它可預防心臟病，減緩感冒的時間和病情。但不提倡大量服用。多，不一定意味著好。

維生素C是被研究得最徹底的藥物之一，但人們卻覺得它神秘非常。維生素C真正遐邇聞名是在二十世紀七〇年代，人們從生化學家鮑林的一本叫做《維生素C與普通感冒》的書籍裏，開始真正認識維生素C。鮑林在書中說，我們應每天吃維生素C（大約是一克，這比此前的劑量大），這樣就可以預防感冒。鮑林的話像一顆重磅炸彈，在當時的科學界引起轟動。因為，當時的科學家們一直以為，維生素C溶於水，所以吃得再多，也會隨尿液排出體外，人體能吸收的維生素C，少之又少。

並且，藥費也是一筆不小的開支，服用維生素C根本沒有什麼實際性的意義。但是，鮑林堅持自己的想法和判斷，在他活著的九十多年裏，一直大劑量服用維生素C。

三十多年過去了，關於維生素C，醫學界仍然沒有統一觀點，鮑林的論點，似是而非。後來的科學研究表明，大劑量的維生素C並不能使感冒人數下降。可是，也有研究發現，維生素C可使感冒的時間和病情減緩百分之廿五。維生素C不能完全防止感冒，但是一旦感冒了，吃維生素C有益無害。那麼維生素C的劑量應該是多少呢？每天兩百五十毫克左右就足夠了。如果是流感，可暫時適當增加藥量。

服用維生素C還有很多好處，如預防心臟病，維生素C是一種抗氧化物，可使肌體免受自由基對細胞的侵害，提高肌體的自我癒合能力。維生素C缺乏會導致壞血病，常見症狀是牙齦出血、牙齒鬆動脫落、傷口難以癒合、身體動不動就會碰傷。

吸煙的人服用維生素C時，劑量要求更大。當然，也可從食物中攝取維生素C。維生素C含量高的食物有柑橘類水果、番茄、胡椒粉、圓白菜和馬鈴薯，等等。我們不提倡長期、大量地服用維生素C，一是因為它會干擾其他維生素的吸收，如維生素B_{12}；二是常大劑量服用，一旦停用，小劑量就起不了作用了。

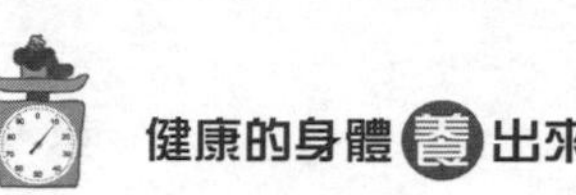

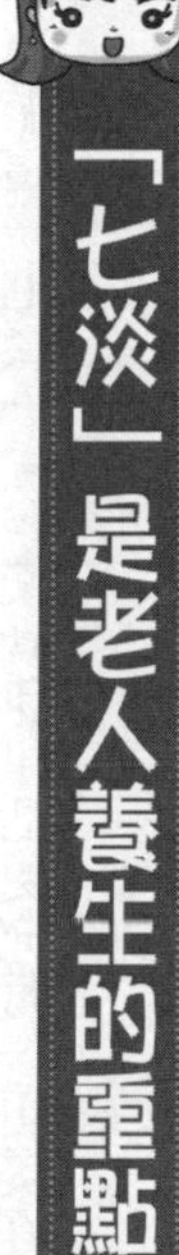
「七淡」是老人養生的重點

老年病一般是肌體老化而造成的，但也有由於心態失常引起的。為此，老年人最適宜「淡泊」的人生。

淡泊人生，**首先要淡泊名利**。名利這個東西，原本就是身外之物，生不帶來，死不帶走。若不自覺，用心於追名逐利，把名利當成一生之重來背，定會越背越沉重，壓得你喘不過氣來。到頭來，落得個身敗名裂，又何苦呢？

其次是淡漠榮辱。人生道路是曲折的，都曾經歷過理想和失望，有過喜悅與憂傷，也有過光榮與屈辱；不要對個人得失耿耿於懷，對榮辱更應置之度外。做到受寵不驚，受屈坦然。

第三是淡忘年齡。老人忌諱年高，容易產生恐懼心理，常把「老了」、「不中用了」掛在嘴邊，這是情感的反映和坐待人生結束的心態，會給自身健康籠罩陰影，對身體產生消極影響。要認識自己有豐富經驗的優勢，當今社會需要我們做的事情很多，只要淡忘年齡，從心理上解放出來，我們必將再次擁有青春。

第四是淡忘形體。莊子說：「養老者忘形。」就是說，修身養性應忘卻自己衰老形體的存在。這樣，就什麼也不怕了。遇病能正確面對，不悲觀、不焦慮、不消極，積極治療，自然有利於戰勝病魔、身體康復。

第五是淡化衣食。對於起居飲食，不要要求過高。要正視老年生理的變化，住所幽靜，衣當保暖，吃宜清淡，不可追求奢侈揮霍，不放縱飲食口欲。避免因此而傷害身心。

第六是淡薄情懷。一切喜怒哀樂之事，都宜淡然若忘，使神情超脫。忘懷指的是不自擾、不自悲、不沉淪，做到視有若無，豁達大度。

最後是淡水交友。古人說：「君子之交淡如水」。我們交朋友，也要遵循這一古訓。交朋友對任何年齡的人都是有益的。交一兩個知己，好處就更多了。有助於消除失落感、孤獨感和寂寞感。朋友重在志同道合、情投意合，不在禮品往來，而在感情交流、互相幫助、取長補短、增加樂趣。

尊循這「七淡」，會使晚年生活更充實、更美好，身心健康，延年益壽。

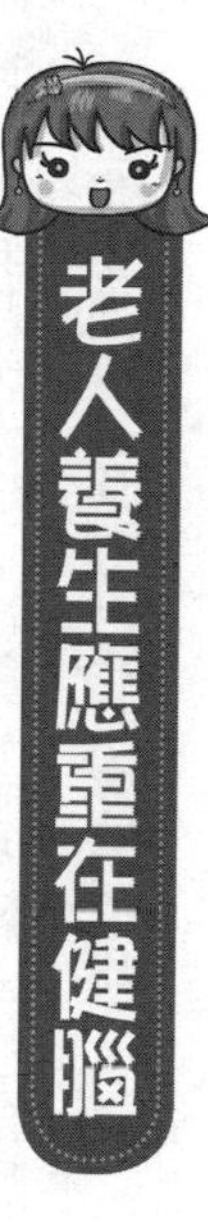

老人養生應重在健腦

中醫認為「腦為元神之府」，腦是精髓和神明高度彙聚之處，人的視覺、聽覺、嗅覺、感覺、思維記憶力等，都是由於腦的作用。大腦是人體最重要的器官，延緩大腦的退化具有特別重大的意義。人到老年，身體各項機能都逐漸衰退，大腦也不例外。專家提示，如果老年人講究健腦之道，可以有效地延緩大腦的衰老過程。

☺多吃益腦食物

大腦重量占體重的百分之二，但消耗的能量卻占人體總能耗量的百分之二十，其中百分之八十五是葡萄糖。蛋白質中的谷胱甘肽可提高腦細胞的活力，預防腦神經細胞老化。動物肝臟、魚類等食物中含有豐富的谷胱甘肽和大腦所需的氨基酸成分。大腦還「偏愛」卵磷脂，卵磷脂在體內能產生乙醯膽鹼，是腦細胞之間傳遞資訊的「信使」，對增強記憶力至關重要。蛋黃、大豆中含有較多的卵磷脂。另外，大腦要吸收上述營養物質，亦離不開維生素B群以及微量元素如鐵、鋅、硒、銅的幫助，它們是大腦營養物質分解酶的重要成分，要攝入這些營養素可多食綠葉蔬菜、豆類及其製品、柑橘、胡蘿蔔、黑木耳、動物內臟等。

☺頤神養腦

人的心情不好，精神不愉快，都會使大腦受損。頤神養腦，就要求老年人做到豁達大度，恬淡寡欲，不患得患失，不追名逐利，悠然自得，這樣對養腦非常有利。反之，如果胸襟狹隘，凡事斤斤計較，七情易動，則容易因臟腑氣血功能失調而致病。

☺保持常用腦

「用進廢退」是生物界的一條普遍規律，人的大腦亦是如此。人們常說「腦子越用越靈」，是有科學道理的。研究證明，勤於用腦的人比用腦較少的人智力要高出百分之五十。有些人到了晚年之後，不再看書讀報，也不願意再思考，結果思維遲鈍，記憶力減退。老年人應該關注社會，往大腦裏輸入新的資訊，經常用腦，這樣即使年紀很大了，也會思維敏捷，記憶力也能保持得很好。

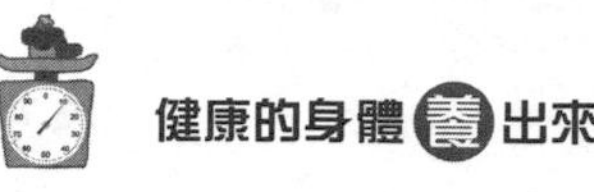

☺少使用鋁製品

據臨床報告，目前老年性癡呆症患者在六十五歲以上人群中達百分之十，並有逐年上升趨勢。研究發現，患者腦組織的鋁沉積層明顯增高，且常伴有缺鐵性貧血。預防此病，可適當減少使用鋁製餐具，尤其不要用鋁製品長期存放酸性、鹼性或鹹的食品和菜肴。

☺運動益腦

各項體育運動都有益於健康，有些還對大腦的保健有一定的作用。比如氣功，練氣功得法，可充分發揮意念的主觀能動作用，大大激發健腦強身的自調功能。氣功功法很多，有不少以補腦強腦為目的的功法，具體練習以有氣功師指點為好。而書法、繪畫、打太極拳等則具有手腦相連、全神貫注之共同點，手腦關係最為密切。

☺保證睡眠時間

工作時腦神經細胞處於興奮狀態，能量消耗大，久之會疲勞。睡眠時腦細胞處於抑制狀態，並使消耗的能量得到補充，幫助恢復精力。睡眠時間的長短因人而異，不能一概而論，只要次日感到精力充沛就算睡足了。

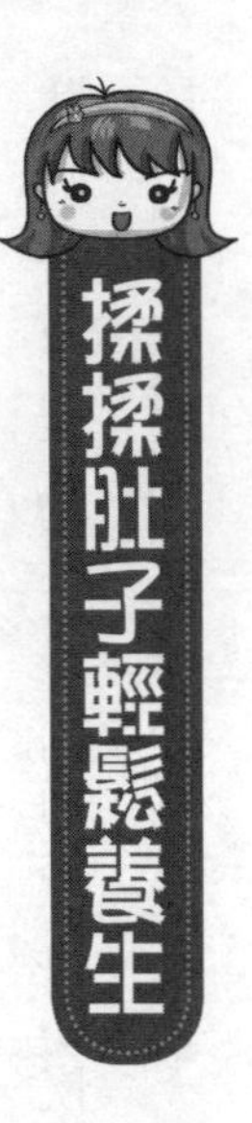

老年人在睡覺前和醒來後，躺在床上，最好能揉一揉肚子。不要小看這種小習慣，對養生可是大有幫助。中醫認為，人體的腹部為「五臟六腑之宮城，陰陽氣血之發源」，脾胃為人體後天之本，胃所受納的水穀精微，能維持人體正常的生理功能。脾胃又是人體氣機升降的樞紐，只有升清降濁，方能氣化正常，健康長壽。揉腹可使體內通暢，陰陽調和、促進新陳代謝、滋養五臟六腑，驅邪清內。

現代醫學認為，揉肚子可以防止便秘，因為揉肚子可增加腹肌和腸平滑肌的血流量，增加胃腸內壁肌肉的張力及淋巴系統功能，使胃腸等臟器的分泌功能活躍，從而加強對食物的消化、吸收和排泄，明顯地改善大小腸的蠕動功能，防止和消除便秘，這對老年人尤其重要。

經常按揉腹部，有利於人體保持精神愉悅。睡覺前按揉腹部，有助於防止失眠。對於患有動脈硬化、高血壓、腦血管疾病的患者，按揉腹部能平熄肝火，使患者心平氣和，血脈流通，可起到輔助治療的良好作用。

經常揉一揉肚子，尤其是按揉腹部，還可以使胃腸道黏膜產生足量的「前列腺素」，能有效地防止胃酸分泌過多，並能預防消化性潰瘍的發生。

揉肚子還可以減肥，這是因為按揉能刺激末梢神經，通過輕重快慢不同力度的按摩，使腹壁毛細血管暢通無阻，促進脂肪的吸收和運走，防止人體大腹便便，能收到滿意的減肥效果。

揉肚子可以選擇在入睡前和起床前進行，排空小便，洗淨雙手，取仰臥位，雙膝屈曲，全身放鬆，左手按在腹部，手心對著肚臍，右手疊放在左手上。先按順時針方向，繞臍揉腹五十次，再逆時針方向按揉五十次。揉肚子時，出現腹內溫熱感、饑餓感或產生腸鳴音、排氣等，也屬於正常反應，不必擔心。按揉時，用力要適度，精力集中，呼吸自然，持之以恆，這樣一定會收到明顯的健身效果。

雖然揉肚子有利於養生，但並不是每個人都適用，腹部皮膚有化膿性感染或腹部有急性炎症（如腸炎、痢疾、闌尾炎等）者，就不宜按揉，否則會導致炎症擴散。另外，腹部有癌症的人也不宜按揉，否則會導致癌症擴散或出血。

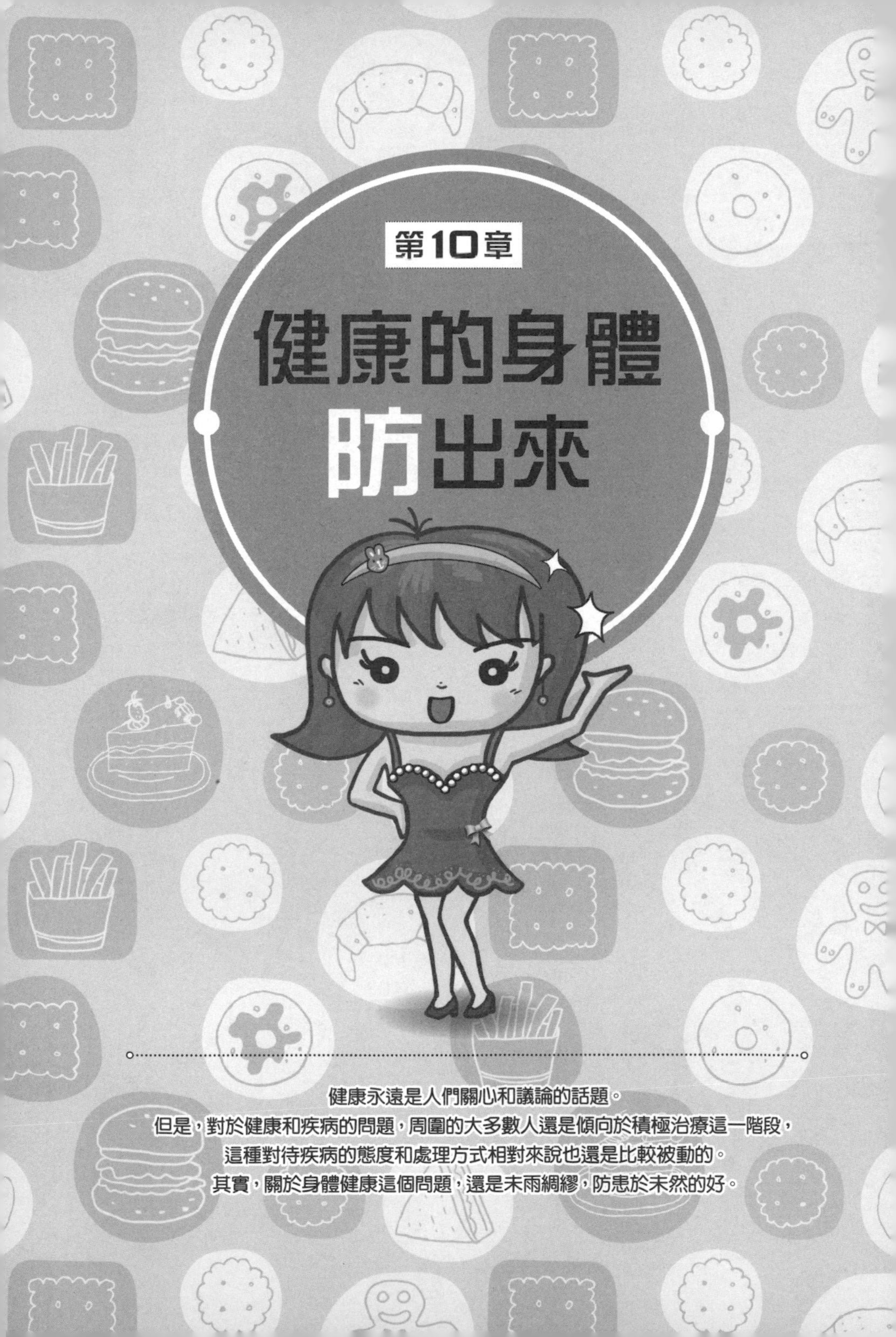

第10章

健康的身體防出來

健康永遠是人們關心和議論的話題。
但是，對於健康和疾病的問題，周圍的大多數人還是傾向於積極治療這一階段，
這種對待疾病的態度和處理方式相對來說也還是比較被動的。
其實，關於身體健康這個問題，還是未雨綢繆，防患於未然的好。

挖耳朵不利於身體健康

在生活中，我們經常會拿一些小東西掏耳屎，覺得這樣掏耳朵很舒服。其實，這樣做危害頗多，輕則會導致耳道發炎，重則可能會使聽力減退，甚至喪失。

人的外耳道皮膚比較薄弱，與軟骨膜連接也比較緊密，皮下組織少，血液循環比較差。「耳屎」也有人稱為「耳蟬」。外耳道皮膚中有許多汗腺及皮脂腺，它們不斷地分泌液體至外耳道中，這些液體量很少，但黏性很大，能將灰塵及皮膚的脫屑黏在一起，經過一段時間的積聚形成了「耳屎」。

事實上，耳屎並不像我們認為的那樣有害，它能對外耳道皮膚起到一定的保護作用。不過耳屎過多也會堵塞外耳道，影響聽力，有時還會刺激外耳道，使耳道發癢。所以，耳屎過多的時候也應該把它掏出來。

在掏耳屎的時候一定要注意安全。如果掏耳朵的方法不對，或用力不當，最容易造成外耳道損傷感染而成癤腫，會引起耳部疼痛，嚴重者會導致聽力減退。

而且，經常掏耳朵還會使外耳道皮膚角質層腫脹，阻塞毛囊，給細菌的生長提供便利條件，從而導致耳道奇癢，或流黃水。此外，經常掏耳屎還會使外耳道皮膚長期慢性充血，這樣易刺激耵聹腺的分泌，耳屎反而會更多。

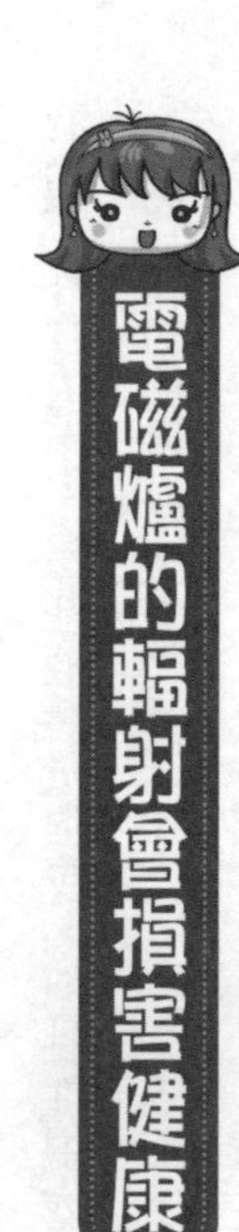

電磁爐的輻射會損害健康

電磁爐以其無煙、無廢氣、方便、無明火及熱效率高等特點日益得到消費者的青睞。然而我們在使用它的同時，也不能忽略其可能給我們帶來的負面影響——電磁輻射。

電磁爐採用的是電磁感應原理，所以，電磁爐在加熱食物的過程中，不可避免地會產生電磁輻射，從而會對人體造成危害。有鑒於此，對於電磁爐的使用，我們應注意以下幾點：

1. 選購知名品牌。雖然電磁爐本身輻射較少，但還是應該選擇有品質及經過國家認證的電磁爐，這樣安全性會較有保障。

2.儘量減少與電磁爐接觸的時間，或使用時，身體儘量和電磁爐保持一定距離，不要靠得過近，十分公以上的距離較為安全。尤其是吃火鍋時，不要把電磁爐放在桌面上，如果必須這樣使用，最好有金屬隔板遮擋。

3.電磁爐使用環境應通風、寬敞，切勿在封閉、潮濕或靠近火焰的地方使用，這樣可以減少電磁輻射的危害。

4.在使用電磁爐時戴上高品質的防電磁輻射圍裙，對於防止電磁輻射可能有一定的幫助。

5.對於長期使用電磁爐而接觸的電磁輻射對身體會產生什麼樣的影響，尤其是孕婦，對胎兒會有什麼危害，二十多年來，這方面的研究一直在進行之中，目前尚缺乏確定的結論。在這種情況下，為謹慎起見，建議孕婦避免接觸電磁爐為好。

說到家用電器的輻射，我們很快就會想到電視機、微波爐、電腦，卻往往忽視體積較小的吹風機，其實它才是「輻射大王」。檢測資料顯示，一般普通家用的一千瓦吹風機，輻射值高達三百五十mg（mg：磁場強度單位）左右，而電視機輻射值為四十五mc，電腦輻射值為一百五十mg，微波爐輻射值為兩百mg，都遠遠低於吹風機的輻射量。又因為使用吹風機時，輻射離頭部距離比其他電器要近，所以輻射的危害比一般家電更大。

使用吹風機正確的方法：因為開啟和關閉時其輻射最大，故此時應離身體遠些；儘量將吹風機與頭部保持垂直，只吹頭髮，少吹頭皮；不要連續長時間使用，最好間斷停歇地使用。

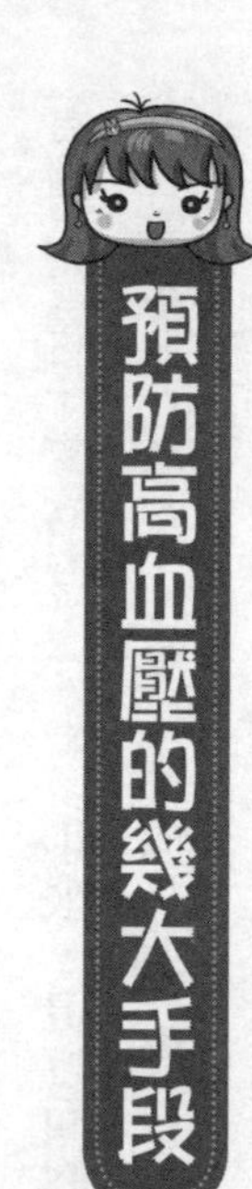

高血壓是以體循環動脈壓升高為主要表現的臨床綜合症，是世界最常見的心血管疾病，也是最大的流行病之一，常引起心、腦、眼、腎等臟器的併發症，嚴重危害著人類的健康。特別是由於社會生活壓力大，此病目前有逐漸年輕化的趨勢。因此提高對高血壓病的認識，做到早期預防，是非常必要的。預防高血壓應從以下七個細節處入手：

☺改進膳食結構。

- **限鹽**：每人每日食鹽量應在五克以下。

●**增加鉀的攝入：**缺鉀易使血壓升高，新鮮蔬菜、水果中富含鉀，應常吃。

●**增加鈣的攝入：**鈣可降低血壓，因此提倡飲牛奶和增加豆製品、海產品等的攝入。

●**增加優質蛋白質：**優質蛋白質一般是指動物蛋白質和豆類蛋白質，平常應適當增加攝入量。

●**保持脂肪酸的良好比例：**食用以大豆油、花生油、菜子油、橄欖油等植物油為主的食用油，減少含飽和脂肪較多的動物油、肥肉類食品。

☺**防止超重和肥胖**。

1.防止攝入過多的熱量，減少食物中含熱量多的成分如脂肪、精製糖、糕點等。

2.增加活動量，這對做靜態工作、缺乏體力活動的成人和兒童尤其重要。

3.有高血壓危險傾向的人還要控制及減輕體重，這是預防高血壓的有效措施。

☺**減少飲酒**。

酒精已被公認是高血壓的發病因素，已有飲酒習慣的人要減少飲酒量，已有高血壓傾向、有高血壓家族史和體重超重者均應堅決戒酒。

☺戒煙。

吸煙和高血壓的關係雖然尚未肯定，但跟蹤調查表明，吸煙者患高血壓的機率比不吸煙者高四倍。因此應明確反對吸煙。

☺每天堅持適度運動。

運動可保持腦力和體力協調，是預防高血壓和強身壯體的法寶。

☺保證睡眠。

一個失眠或長期睡眠不足的人，血壓通常要比正常睡眠的人要高。

☺做到心理平和。

心理因素與高血壓有密切關係，要預防高血壓，就要善於自我調整情緒，學會排解憂煩，遇事冷靜，保持樂觀情緒，使自己的心理永遠處在一個平和的狀態。

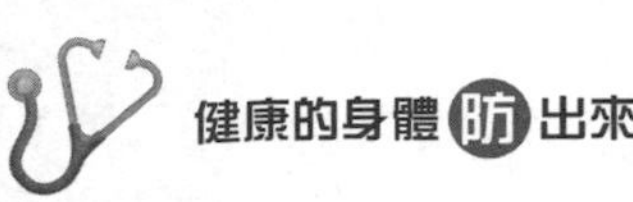

強健的骨骼需要的不僅僅是鈣

長期以來我們習慣把鈣作為骨骼的營養素，以為只要補充足量的鈣，我們的骨骼就會健壯，其實這種觀點是不準確的。鈣確是骨骼健康必不可少的重要元素，但人的骨骼需要多方面的營養，另外還要加上日曬和運動。

人體的骨骼主要由有機質和無機質構成，有機質主要包括膠原蛋白和蛋白多糖，這些成分決定骨骼的韌性特徵；無機質主要包括鈣、鎂、鉀、鈉、鋅、錳、銅等礦物質元素，這些礦物質元素決定骨骼的硬度及剛性特徵。從營養學的角度講，要想使骨骼健壯，最直接的就是在平衡膳食的基礎上，注意補充富含膠原蛋白、蛋白多糖以及鈣、鎂、鉀、鈉、鋅、錳、銅的食品。從牛奶中可以提煉出乳清蛋白，這是一種「綜合性」品質優良的骨營養素，對骨骼的強壯很有益處，要注意補充。

維生素D對人體骨骼十分重要，它能促進人體對鈣的吸收和利用，促使鈣沉積在骨骼。常曬太陽（夏季每天進行日光浴十五分鐘、冬季三十分鐘）和補充海魚、動物肝臟、蛋黃、瘦肉、魚肝油、乳酪、堅果等食物，可獲得維生素D。

而運動可以促進鈣的吸收、利用並在骨骼內沉積，這對骨質疏鬆有積極的防治作用。另外，運動能增加骨的血流量，有利於血液向骨骼內輸送鈣離子，以及破骨細胞向成骨細胞轉變，促進骨骼的形成。可以說，運動在增強骨質方面的作用，是其他任何形式都不能替代的。

注意營養均衡，適時補充膠原蛋白和蛋白多糖、鈣等微量元素、維生素D，加強運動，適當曬太陽，是骨骼強壯的必由之路，缺一不可。

中年以後，有的人會出現骨質增生（俗稱「骨刺」）。骨質增生的實質是人體為適應應力的變化，維持關節內外平衡而產生的一種防禦性、保護性生理反應。所以，有骨質增生不等於有病，沒有症狀就不需要進行治療。一般地說，一個人骨質增生的程度是有限度的，不會無限制地發展下去。當新的平衡建立，脊柱或關節重新恢復到穩定狀態時，骨質增生自然會停止。

但隨著年齡的增長，這種骨關節變化有可能日趨嚴重。增生的骨刺會導致骨關節被磨損，發生疼痛、腫脹、功能障礙等不適，個別嚴重者會部分或全部喪失勞動能力，生活不能自理。這時，就需要馬上進行治療了。

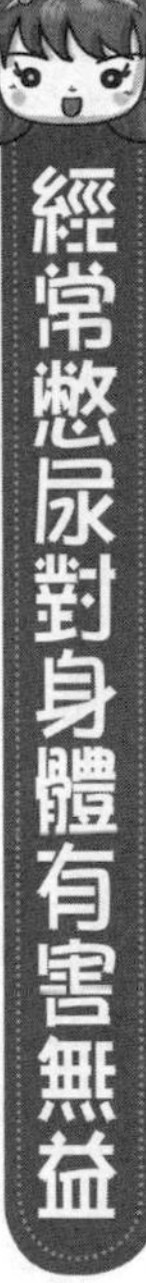

經常憋尿對身體有害無益

憋尿是人的一個本能，例如乘長途車、找不到廁所、冬天夜裏懶得起床等等，都可以通過「憋」而暫時不讓自己尷尬。而一些愛玩牌、愛下棋、愛玩電腦的人，憋尿幾乎是常有的事，實在憋不住了，才戀戀不捨地去廁所方便。其實，這是非常有害的，長時間如此，真有可能「活人會叫尿憋死」。憋尿會導致下列疾病：

●**損害膀胱**。控制膀胱的神經元是埋在逼尿肌的肌肉層裏，憋尿可能造成膀胱過度的膨脹，膀胱壁肌肉的過度拉扯會使埋在裏面的神經元被破壞，膀胱肌肉會逐漸變得鬆弛無力，收縮力量變弱，於是會接著出現排尿不暢、排尿緩慢等現象。同時，憋尿延長了尿液中致癌物質對膀胱刺激的時間，容易誘發膀胱癌的發生。

●**導致泌尿系統疾病**。憋尿時，膀胱脹大，膀胱壁血管被壓迫，膀胱黏膜缺血，抵抗力降低，細菌就會乘虛而入，生長繁殖，容易引起膀胱炎、尿道炎等泌尿系統疾病。而且憋尿會使尿液返流，細菌經輸尿管進入腎臟，會嚴重影響到腎臟功能。

● **可引起前列腺炎或婦科疾病。**憋尿使膀胱中的細菌很容易感染到離膀胱很近的前列腺。男性前列腺炎的一個主要病因，就是泌尿系的細菌通過前列腺管逆行至前列腺引起感染，導致患病的。女性憋尿會造成尿路感染，同時還可能殃及膀胱後面的子宮。

當你因某種原因憋了一段時間的尿之後，除了應儘快將膀胱排空外，最好的方法就是再補充大量的水分，強迫自己多解幾次尿，這對膀胱來說有沖洗的作用，可以避免膀胱內細菌的滋生。

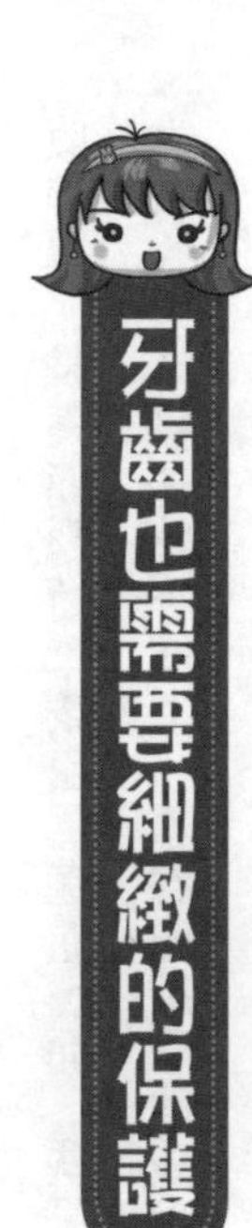

牙好可以帶給身體一系列的健康狀態，對身體的作用真是太重要了！那麼，我們應該怎樣保護牙齒、不患牙病呢？應注意以下十點：

1. **保持口腔衛生，每天刷牙，經常漱口。**同時，注意加強鍛煉，提高身體素質，預防全身性疾病。

2.進食時充分咀嚼能起到刺激唾液分泌、按摩牙骨、促進牙齦血液循環的作用。

3.注意齲齒問題。糕點、軟糖、餅乾等含糖且黏的食物要少吃，這些食物是形成齲齒的重要因素。

4.多多使用牙線。牙齒嵌塞食物後，不要隨便用尖銳、金屬的東西剔，可以用牙線輕輕剔除。

5.選擇無糖的木糖醇口香糖。嚼口香糖可以刺激唾液的分泌，還可以清新口氣，宜選擇無糖的木糖醇口香糖，木糖醇口香糖在口腔中遇到細菌不會發酵產生酸，也就不會對牙齒產生損傷。

6.多喝水可預防牙病，對牙齒很有好處。喝水一方面可以沖掉殘留在口腔裏的不潔物，另一方面可以加快胃腸代謝，減少上火情況的發生。

7.不要用牙咬堅硬的東西。特別是不要用牙當工具開啤酒瓶蓋等硬物。

8.一年四季都提倡用溫水刷牙漱口。三十五度左右的溫水是一種良性的口腔保護劑，用這樣的水刷牙漱口，對護齒有好處。

9.有了牙石就要洗牙。牙石對牙齦產生機械性壓迫，使牙齦乳頭逐漸萎縮，造成牙齦血液循環障礙，至發炎、糜爛、出血，嚴重時會發生牙齒鬆動，掉牙較早。所以，有牙石還是早去醫院清除為好。

10.叩齒。我國民間有這樣一句諺語：「清晨叩齒三十六，到老牙齒不會落。」說明叩齒對牙齒的保護作用是很大的。叩擊時按不同牙齒分別叩擊，先叩擊門牙，然後再叩槽牙，各數十次。

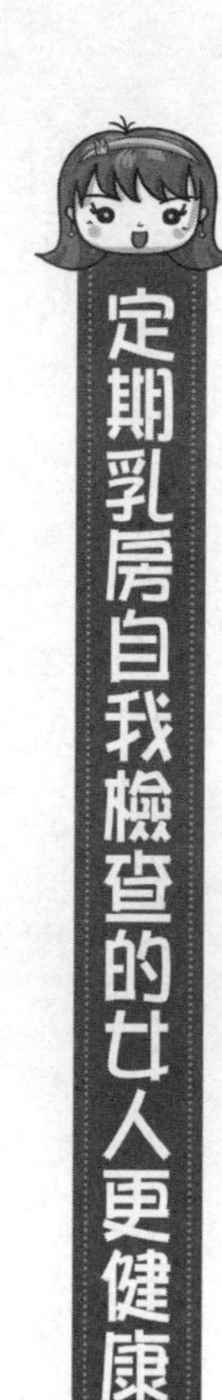

定期乳房自我檢查的女人更健康

早期檢查、早期發現、早期治療，對乳癌患者來說至關重要。積極展開乳癌普查和自我乳房檢查，是及早發現乳癌的有效手段。

三十五歲以上的女性應定期到醫院檢查，兩年一次。四十歲以上的可一年做一次。經常自我檢查，當出現異常情況時，就能及時發現，如發現以下情況就要提高警惕，及時就醫。

1.乳房上有明顯的血管。

2. 乳房大小的變化。

3. 皮膚上出現新的皺褶。

4. 乳頭外觀改變。

5. 乳頭流出液體或出血。

從青春期乳房發育開始，就應該開始乳房檢查，每月進行一次，而且最好每年到婦科醫生那裏檢查一次。

檢查日期很重要，應選擇月經結束後一周內進行。因為在月經前至月經期乳房腫脹，有腫塊也不易察覺。不要遺漏所要求的檢查範圍以及所用的壓力，乳房越大，脂肪層越厚，所用壓力就越大，否則查不到深處的小腫塊。

剛開始乳房檢查前，你可能不習慣，動作也慢，但這些不要緊，熟能生巧，習慣了自然就快了。就如同每天都要刷牙一樣，我們也應每天一次乳房自我檢查，這樣我們就不會失去乳房。重點注意外上線，這個地方乳癌發病率高。

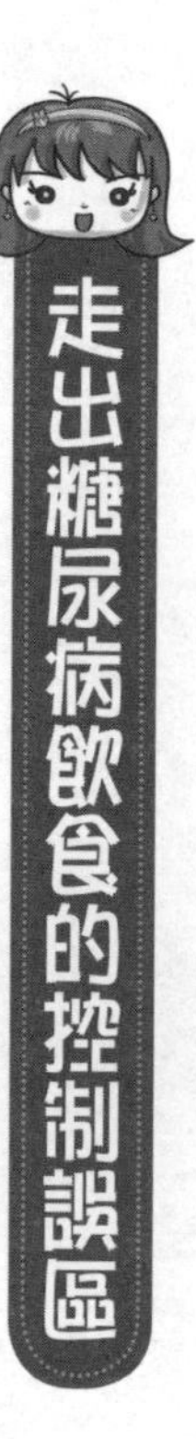

對於每一位糖尿病病人，飲食控制永遠都是治療的基礎。那麼，怎樣的飲食才算是健康飲食呢？糖尿病病人要享受健康飲食，是一件很不容易的事，這需要病人掌握許多有關糖尿病飲食的知識，在吃好的同時，保持健康的體重，維持營養平衡，控制血糖。糖尿病人應在規定熱量範圍內做到主食粗細搭配，副食葷素搭配，不挑食，不偏食，應防止在飲食控制上走入誤區。

誤區一：控制主食的攝入就等於飲食控制，飯吃得越少對病情控制越有利。

不少病人只控制主食攝入，認為飯越少越好，甚至連續數年把主食控制在每餐僅吃半兩到一兩，由此造成兩種後果：一是由於主食攝入不足，總熱量無法滿足機體代謝的需要而導致體內脂肪、蛋白質過量分解，身體消瘦，營養不良甚至產生饑餓性酮症；另一種是認為已經控制了飲食，油脂、零食、肉蛋類食物不加控制，使每日總熱量遠遠超過控制範圍，而且脂肪攝入過多易併發高脂血症和心血管疾病，使飲食控制失敗。其實，糖尿病飲食控制需要控制攝入食物所產生的總熱量與含熱量較高的脂肪。相反，主食中含較多的複合碳水化合物，升血糖的速率相對較慢，在適當範圍內可增加攝入量。

誤區二：鹹的食品或含甜味劑的糖尿病專用食品不用控制食入。

部分病人錯誤認為，糖尿病就是不吃甜的食物，但鹹麵包、鹹餅乾以及市場上大量糖尿病專用甜味劑食品不含糖，饑餓時可以用它們充饑，不需控制。其實，各種麵包、餅乾都是糧食做的，與米飯、饅頭一樣，吃下去也會在體內轉化成葡萄糖而導致血糖升高。因此，應將這類食品放入總熱量的範圍內進行選擇，可借助它們改善單調的口味，提高生活樂趣。

誤區三：多吃了食物只要加大口服降糖藥劑量就可以消化掉。

一些糖尿病病人在感到饑餓時常忍不住多吃飯，此時，他們會採取自行加大原來的服藥劑量的方法，誤認為飲食增加了，多吃點降糖藥把多吃的糖抵消了。事實上，這樣做不但使飲食控制形同虛設，而且加重了胰腺（胰島）的負擔，同時，增加了低血糖及藥物毒副作用的發生，對於病情的控制非常不利。

誤區四：飲食控制已非常嚴格，吃點零食充饑沒有關係。

部分病人三餐控制很理想，但由於饑餓或其他原因養成吃零食，如花生、瓜子、休閒食品等的習慣。殊不知這樣也破壞了飲食控制，因為，大多數零食均為含油脂量及熱量較高的食品，任意食用會很快超出總熱量範圍。

誤區五：代糖保健品可以替代藥物。

代糖的保健品只能在藥物治療的基礎上，起到一定的輔助降糖作用。那種誇大降糖保健品的作用，認為其能夠替代系統的藥物治療，獨自發揮治療作用的觀點或宣傳是根本錯誤的。

誤區六：飲食治療即補充各種營養素。

營養素不是糖尿病人的專用食品，不但不能系統提供針對性的生理營養，盲目食用還會增加糖尿病人的代謝負擔。營養素是健康的人群日常膳食之外的普通營養強化劑，如：運動員或運動健身的人士，體力消耗大，可以集中強化補充一些蛋白質；或某些季節，水果蔬菜產量較少時，可以適量補充一些維生素。

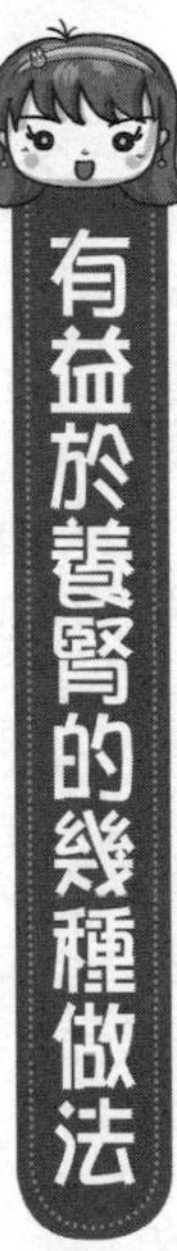

腎臟是人體裏一大排毒器官，具有排泄廢物、維持體液平衡和進行內分泌的作用，非常嬌嫩。只有認真的加以養護，才能保證人體的健康。

☺**注意飲食**。

保護腎臟不宜吃含脂肪過高的飲食，少吃甜食。蔬菜水果對腎臟有利，應適當多吃。

☺**適量飲水，不憋尿，保持小便通暢**。

小便通暢，說明腎臟的排泄功能正常，如果發生尿道阻塞，小便不通暢，就會增加腎盂和腎實質發炎的機會，引發腎病。

☺**重視口腔疾病**。

當發生牙齦炎、咽喉炎、扁桃體炎等鏈球菌感染時一定要根治，否則鏈球菌容易下行導致腎炎。

☺切勿盲目亂服藥物。

如消炎藥、止痛藥、某些中成藥等，都對腎功能有影響，服時應遵醫囑，以免造成腎功能損害。

☺控制高血壓和糖尿病。

這兩種病都會對腎臟造成損害，是其併發症之一。因此，患有高血壓和糖尿病的人要嚴格控制血壓和血糖。

☺注意腰部保暖。

寒冷季節，要注意對腰部的保暖，以免風寒侵襲；盛夏季節，不可貪涼露宿，以保證腎臟有良好的血液循環和功能。

介紹三種養腎的按摩方法，此按摩可補腎納氣、強腰健腎。

1.用手掌搓腰。兩手掌對搓至手心熱後，放至腰部，虎口張開，手掌心對著皮膚，上下按摩腰部脊椎兩側，幅度以搆得著為限，至有熱感為止。早晚各一遍，每遍約一百次。

2.用拳頭旋轉腰眼。兩手握拳，往後放在腰眼處，用拇指、食指、虎口平面部位，自然按摩腰眼，分別向內、向外做環形旋轉按摩，稍用力，致痠脹感為好。早晚各一遍，每遍約一百次。

3.用手指按摩湧泉穴。湧泉穴在腳掌約三分之一腳趾彎曲凹陷中心處，直通腎經。每日臨睡前用溫水泡腳，然後交替用左手拇指按摩右腳湧泉穴，右手拇指按摩左腳湧泉穴，每腳五十下，以搓熱雙腳心為好。

冷水澡有助於血液循環

人的血管是一個循環系統，主要承擔著向全身組織器官運送脂肪、蛋白、糖和氧氣等營養物質的重任，其重要性自不待言。

人一生要始終保持這種功能的健全，就不能讓血管硬化，出現阻塞，而必須使血管柔韌。其中洗冷水澡，就是讓血管保持柔韌的一項好方法，被譽為「血管體操」。

「**血管體操**」：洗冷水澡剛開始的時候，皮膚受到冷水刺激，會立即收縮，通過擠壓使血液流向內臟，導致血流加速，心跳加快，但幾分鐘後不久，身體適應了這種溫度，血液又會重新回流到皮膚表面，整個過程就像給血管做「體操」一樣，這就使血管增強了彈性和柔韌度。

洗冷澡有如此好處，也應採取科學、合理的方法，如果盲目進行，則極易感冒。具體來說有以下幾點：

1.洗冷水澡從夏天開始，循序漸進，堅持一年四季都洗。

2.洗澡時，先往四肢部位「澆」水，數分鐘後再慢慢往上延伸至胸、背部沖洗，讓身體有個逐漸適應的過程。

3.水溫不要過低，以五℃至廿五℃為宜，時間也不宜過久，五至十分鐘即可，最長別超過二十分鐘。

冷水澡並非人人適宜，以下人群就不宜洗冷水澡：

1.高齡的老人最好不要洗，平時洗澡時水溫也要避免過低。

2.因長期生病而導致免疫力較差的人也不宜洗，細菌和病毒容易趁虛而入，洗冷水澡易引起新的疾病。

3.高血壓、冠心病、風濕病、骨關節炎患者不宜洗冷水澡，否則容易加重病情。

4.劇烈運動後不要洗冷水澡，因為這時體表的毛細血管擴張，如果突然「遭遇」冷水一激，會引起身體不適。

另外，在洗澡過程中，如果出現心慌、頭昏等症狀，要立即停止洗浴，迅速穿好衣服，以免發生意外。

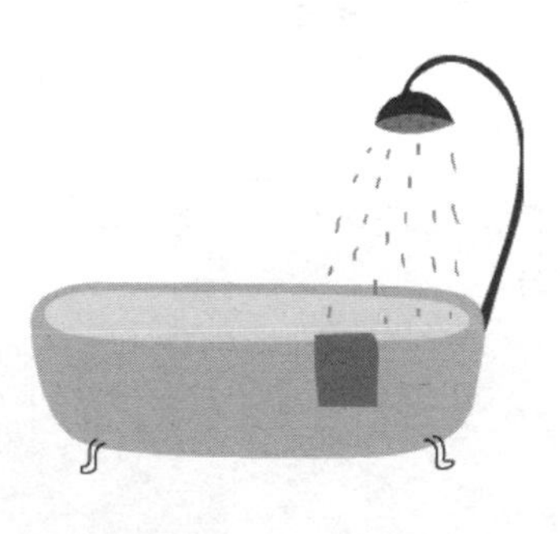

懶人健康術──每天1分鐘，健康So Easy！

作者：王新榮
出版者：風雲時代出版股份有限公司
出版所：風雲時代出版股份有限公司
地址：105台北市民生東路五段178號7樓之3
風雲書網：http://www.eastbooks.com.tw
官方部落格：http://eastbooks.pixnet.net/blog
Facebook：http://www.facebook.com/h7560949
信箱：h7560949@ms15.hinet.net
郵撥帳號：12043291
服務專線：(02)27560949
傳真專線：(02)27653799
執行主編：朱墨菲
美術編輯：許惠芳
法律顧問：永然法律事務所 李永然律師
北辰著作權事務所 蕭雄淋律師
版權授權：馬峰
初版日期：2012年11月
ISBN：978-986-146-910-2

總經銷：成信文化事業股份有限公司
地　址：新北市新店區中正路四維巷二弄2號4樓
電　話：(02)2219-2080

行政院新聞局局版台業字第3595號 營利事業統一編號22759935

定價：250元　特價：199元

國家圖書館出版品預行編目資料

懶人健康術--每天1分鐘，健康So Easy！／王新榮 著. -- 初版. --
臺北市：風雲時代，2012.07 -- 面；公分

ISBN 978-986-146-910-2（平裝）

1.健康法　2.保健常識

411.1　　101013322